짧은 손톱이라 더욱 귀여운
쇼트 네일 아트

짧은 손톱이라 더욱 귀여운

쇼트 네일 아트

초판 인쇄일 2015년 6월 15일
초판 발행일 2015년 6월 22일
지은이 virth + LIM
발행인 박정모
등록번호 제9-295호
발행처 도서출판 혜지원
주소 (413-120) 경기도 파주시 회동길 445-4(문발동 638) 302호
전화 031)955-9221~5 **팩스** 031)955-9220
홈페이지 www.hyejiwon.co.kr

기획·번역 송유선
디자인 김보라
영업마케팅 김남권, 황대일, 서지영
ISBN 978-89-8379-857-2
정가 14,000원

Original Japanese title:
JEL NAIL NO KIHON TO TEKUNIKKU GA ISSATSU DE WAKARU SHORT NAIL RECIPE
by virth + LIM
Copyright © virth + LIM 2014
Original Japanese edition published by Ikeda Publishing Co., Ltd.
Korean translation rights arranged with Ikeda Publishing Co., Ltd.
through The English Agency (Japan) Ltd. and Danny Hong Agency.
Korean translation copyright © 2015 by Hyejiwon Publishing

이 책의 한국어판 저작권은 대니홍 에이전시를 통한 저작권사와의 독점 계약으로 도서출판 혜지원에 있습니다.
저작권법에 의해 한국 내에서 보호를 받는 저작물이므로 무단전재와 복제를 금합니다.

이 도서의 국립중앙도서관 출판예정도서목록(CIP)은 서지정보유통지원시스템 홈페이지(http://seoji.nl.go.kr)와
국가자료공동목록시스템(http://www.nl.go.kr/kolisnet)에서 이용하실 수 있습니다.(CIP제어번호: CIP2015014518)

짧은 손톱이라 더욱 귀여운

쇼트 네일 아트

virth +LIM 지음

혜지원

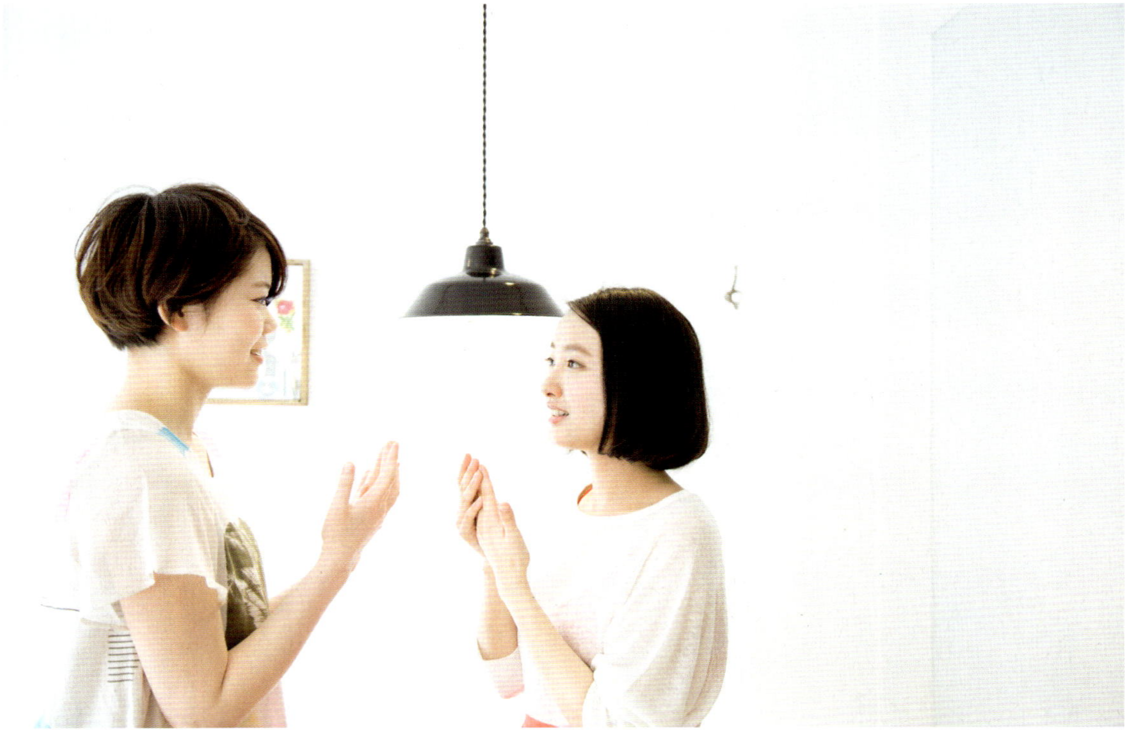

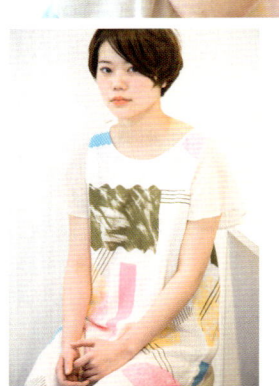

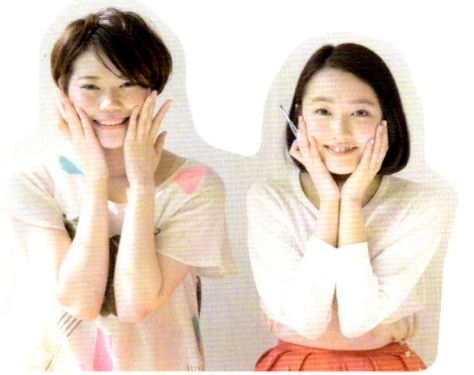

So good!!

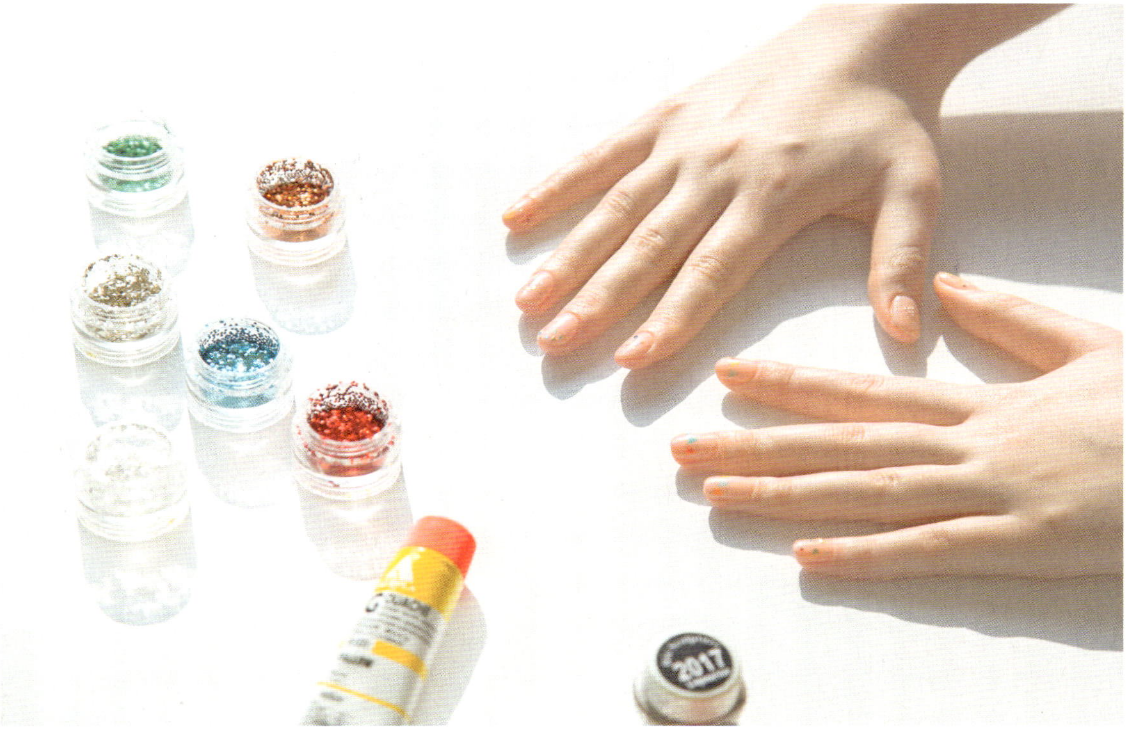

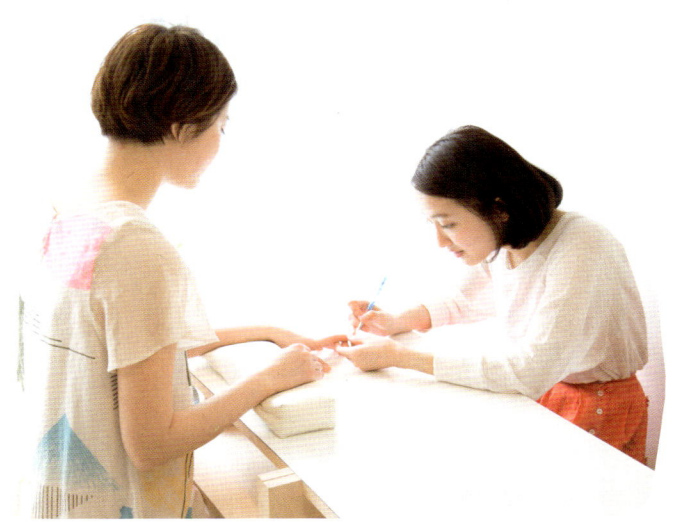

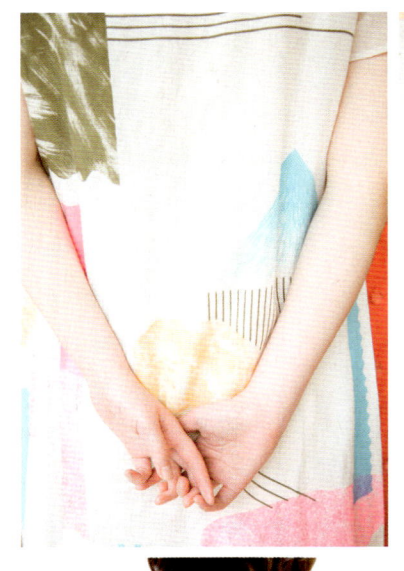
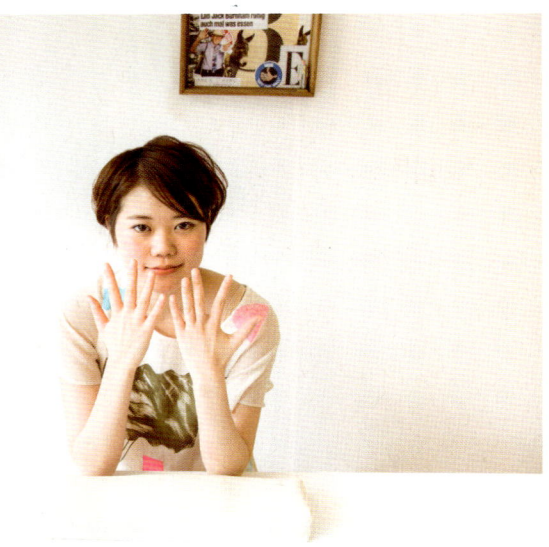
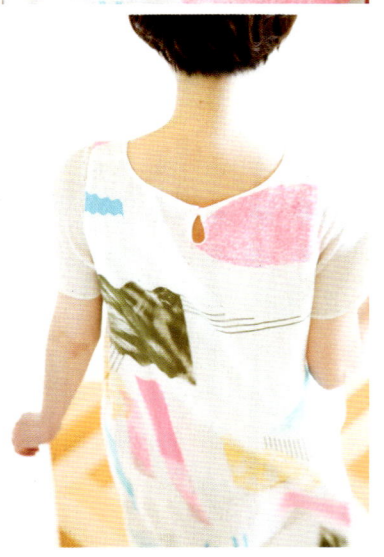
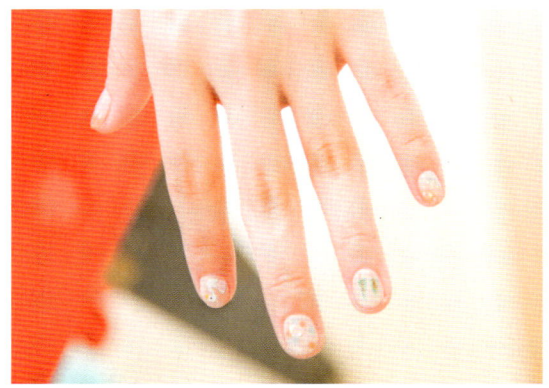

This nail is such a magic
that makes every day happy!

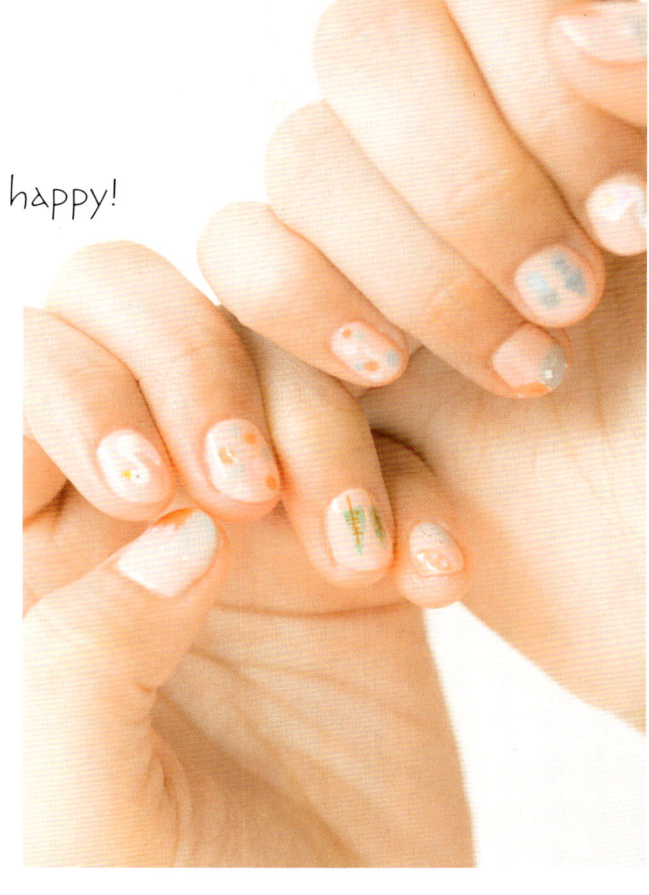
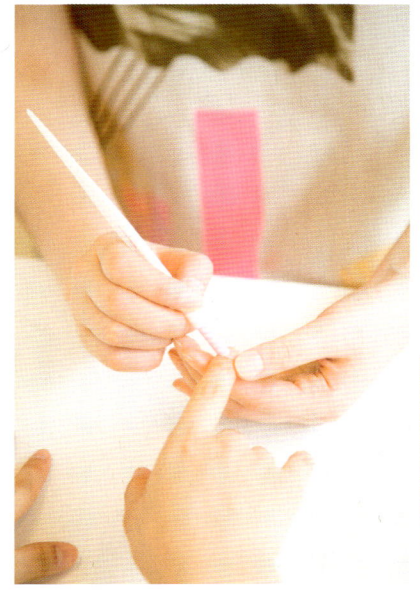
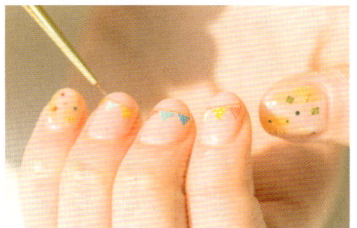

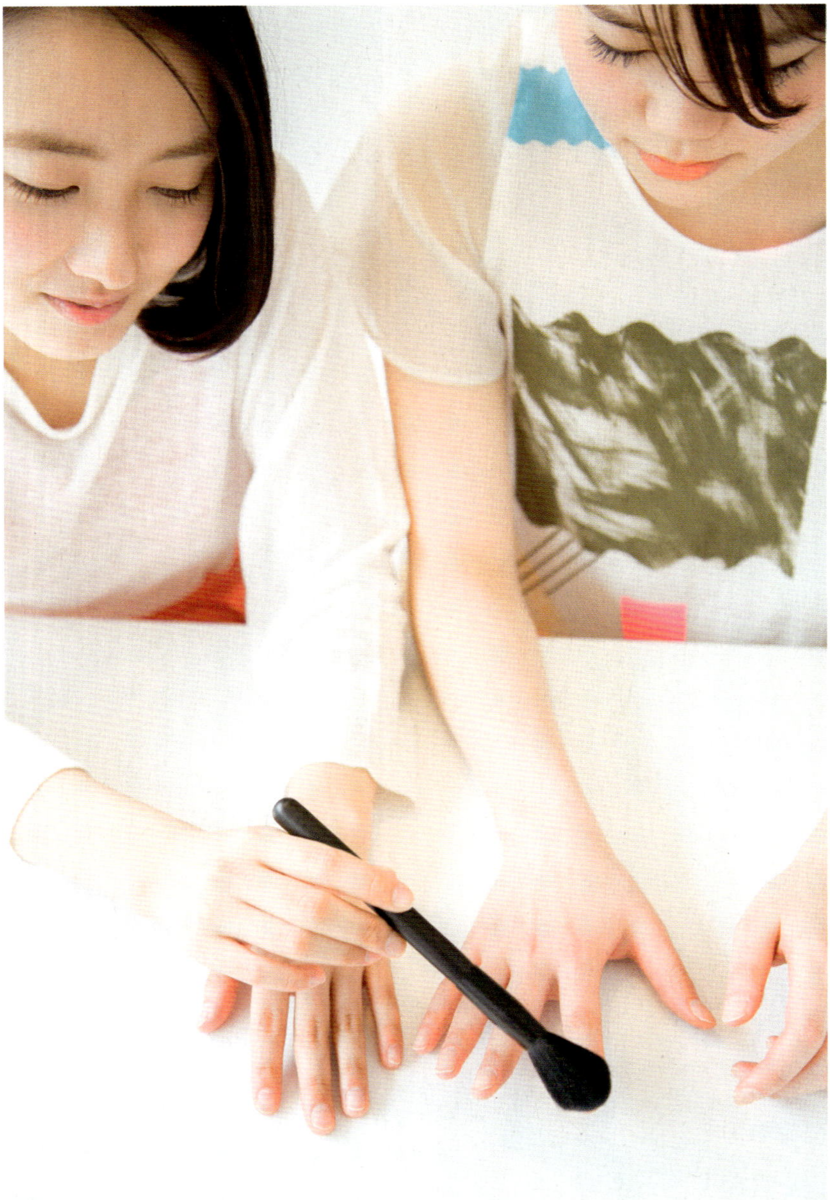

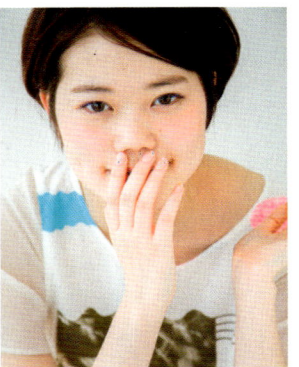

so pretty!!

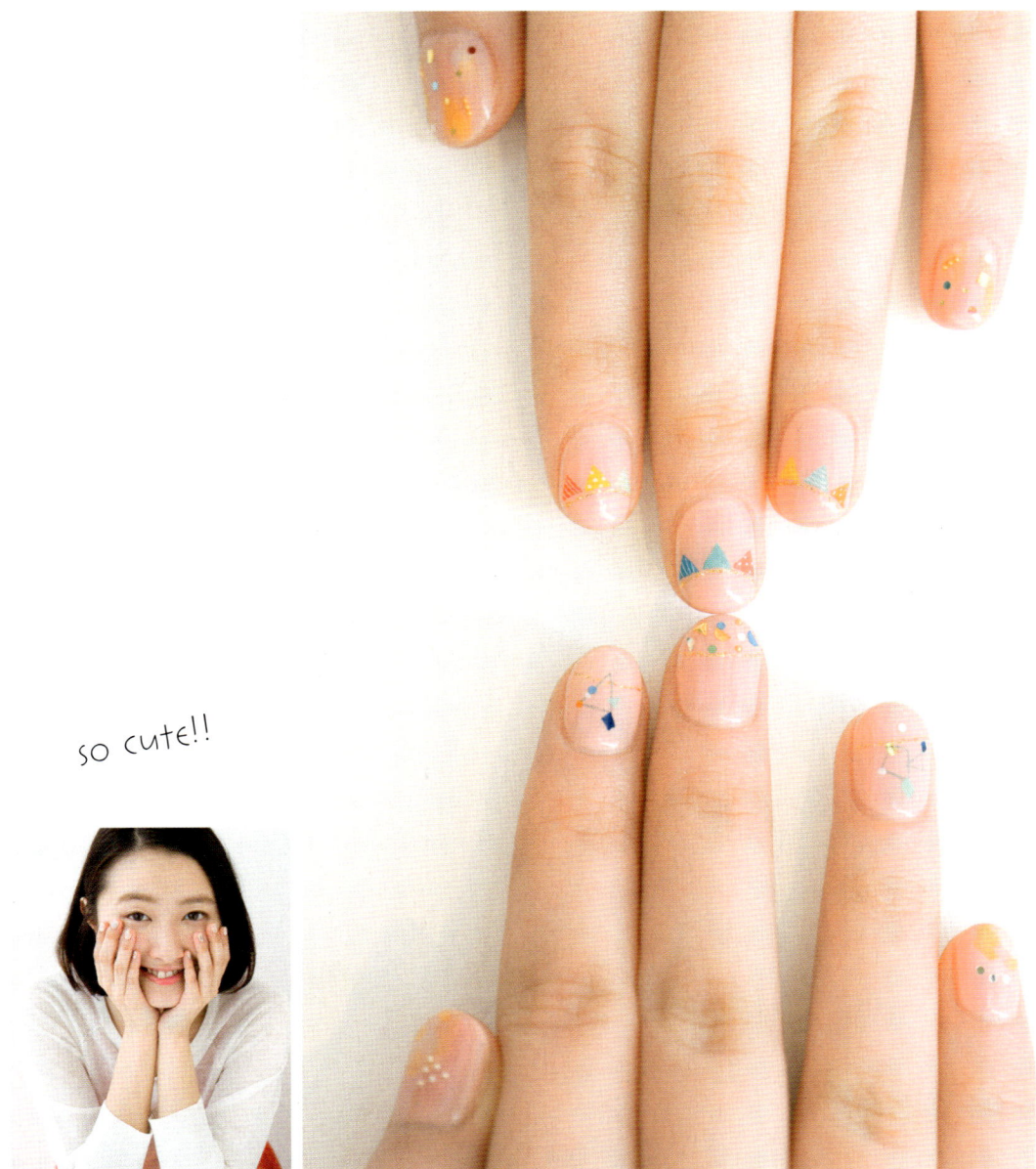

so cute!!

Contents

13   Message by virth+LIM

Chapter 1 젤 네일의 기본 테크닉

LESSON 1 젤 네일의 기초 지식

- 16   젤 네일이란? / 쇼트 젤 네일의 매력
- 18   젤 네일의 과정 / 젤의 종류 / 손톱의 구조
- 20   필요한 도구 갖추기

LESSON 2 젤을 바르기 전 준비사항

- 22   프리퍼레이션이란 / 손톱 모양 정하기 / 파일과 니퍼 잡는 법
- 24   프리퍼레이션 – 파일링
- 26   프리퍼레이션 – 큐티클 정리와 샌딩

LESSON 3 기본적인 바르는 법 연습

- 30   젤을 바를 때는 / 젤 브러시의 종류 / 젤 뜨는 법 / 젤 바르는 법
- 32   베이스젤
- 34   컬러젤
- 36   탑젤

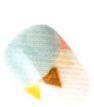
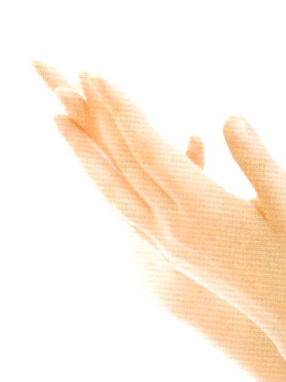

LESSON 4 기본 6가지 색으로 만드는 오리지널 컬러

- 38 　오리지널 컬러란 / 오리지널 컬러를 사용한 아트 / 오리지널 컬러 보관 방법
- 40 　오리지널 컬러
- 42 　오리지널 컬러 레시피

LESSON 5 젤 네일 오프하기

- 46 　오프의 중요함 / 젤 네일 오프 시 주의할 점 / 손톱의 리프팅과 곰팡이
- 48 　젤 네일 오프
- 50 　오프 후 네일 케어
- 52 　*Column 1* : 아트에 필요한 다양한 도구

Chapter 2 젤 네일 아트 테크닉

TECHNIQUE 1 프렌치 네일 아트

- 56 　프렌치 네일이란 / 프렌치 디자인의 기본
- 57 　심플한 프렌치 네일에 도전
- 59 　다양한 프렌치에 도전
- 61 　좀 더 다양한 프렌치에 도전

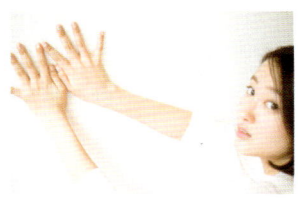

TECHNIQUE 2 아크릴 물감 아트

- 63 　아크릴 아트란 / 보더 아트의 기본
- 64 　심플한 아트에 도전
- 66 　다양한 아크릴 아트에 도전

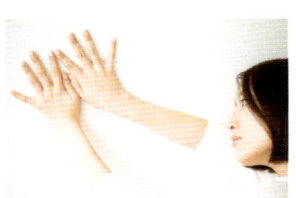

TECHNIQUE 3 아트 파츠를 사용한 아트

- 68 　아트 파츠란 / 스터드 아트의 기본
- 70 　심플한 아트에 도전
- 72 　다양한 아트 파츠 네일에 도전
- 75 　*Column 2* : 네일 아트에 실패했다면?

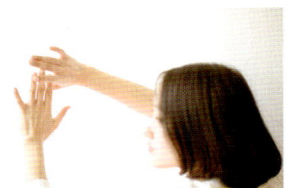

Chapter 3 사계절 내내 즐기는 네일 디자인

- 78   1 ~January~   2 ~February~   3 ~March~   4 ~April~   5 ~May~   6 ~June~
         7 ~July~   8 ~August~   9 ~September~   10 ~October~   11 ~November~   12 ~December~
- 102   How to make : 1월의 네일 / 2월의 네일 / 3월의 네일 / 4월의 네일
- 110   *Column 3* : 아크릴 아트로 그림 그리기
- 112   How to make : 5월의 네일 / 6월의 네일 / 7월의 네일 / 8월의 네일
- 120   *Column 4* : 재미있는 아트 파츠
- 122   How to make : 9월의 네일 / 10월의 네일 / 11월의 네일 / 12월의 네일
- 130   *Column 5* : 간단한 손 마사지

Chapter 4 페디큐어의 즐거움

- 134   페디큐어의 즐거움 / 각질 케어와 마사지
- 136   각질 케어와 프리퍼레이션
- 139   페디큐어과 마사지
- 142   페디큐어 아트 카탈로그
- 145   *Column 6* : 추천 보습 크림

Chapter 5 알아 두면 좋은 젤 네일의 이모저모

- 148   리페어(필 인)
- 150   손톱 트러블
- 152   Q&A
- 155   네일 도구의 사용 포인트
- 157   용어집

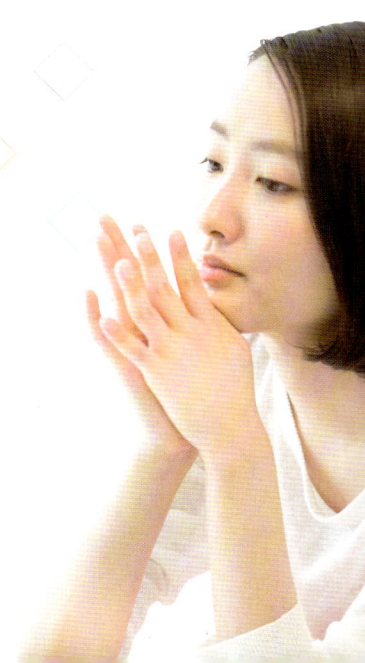

MESSAGE

평소와 다른 네일을 하면 누군가에게 보여주고 싶지 않나요?

그리고 네일을 본 사람은 "그 네일 귀엽다"라고

무심결에 말할 거예요.

이렇게 네일은 일상생활 속에서의

작은 기쁨과 만남을 선사해 준답니다.

네일을 통해 사람과 사람이 이어지기를 바라는 마음으로

virth+LIM은 탄생했습니다.

저희 네일숍의 조그만 젤 네일의 요령을

이번에 한 권의 책으로 소개해 드리게 되었습니다.

이 책을 손에 한 여러분과 이어질 수 있기를 기원합니다.

virth+LIM

  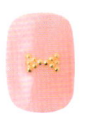  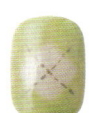  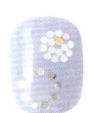 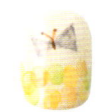

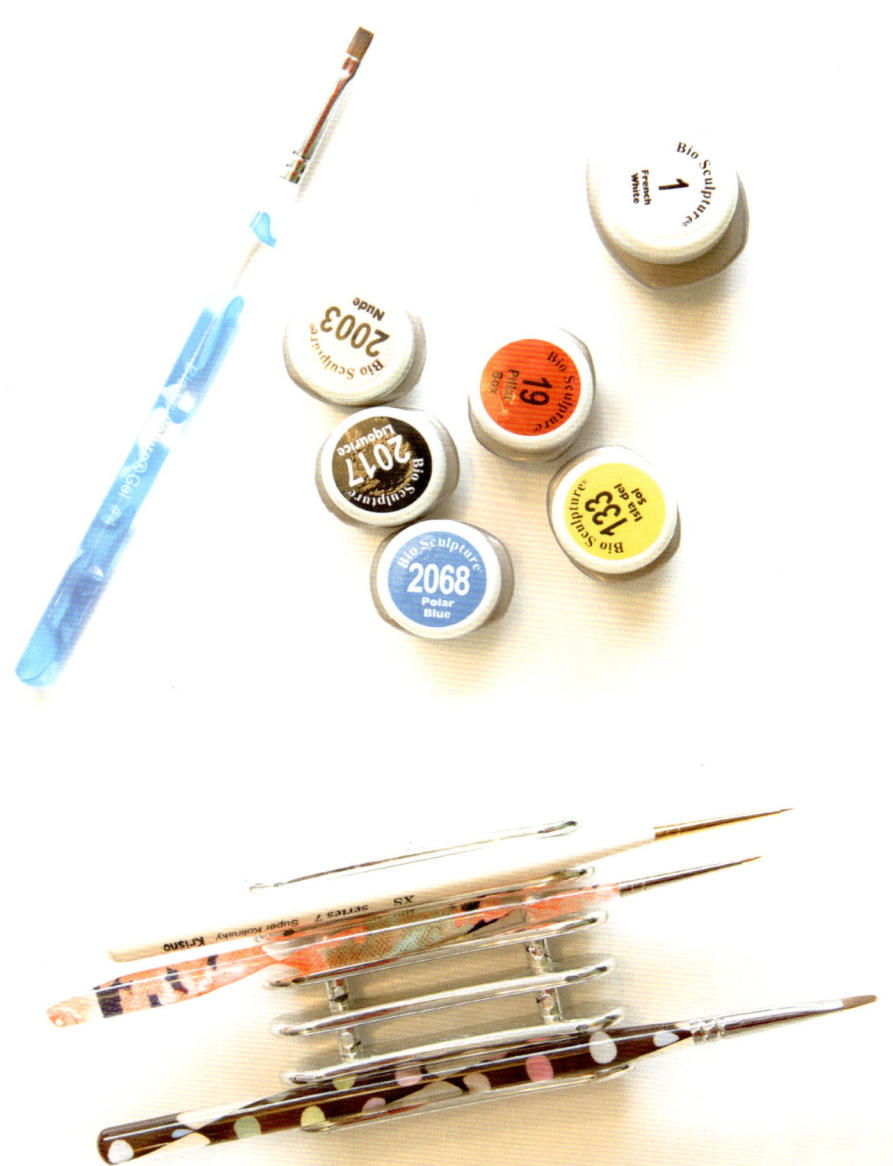

CHAPTER 1

젤 네일의
기본 테크닉

SHORT NAIL ART

LESSON 1   젤 네일의 기초 지식
LESSON 2   젤을 바르기 전 준비사항
LESSON 3   기본적인 바르는 법 연습
LESOON 4   기본 6가지 색으로 만드는 오리지널 컬러
LESSON 5   젤 네일 오프하기

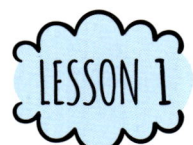
젤 네일의 기초 지식

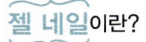

젤 네일이란?

물엿 같은 질감의 젤을 전용 빛(UV 램프나 LED 램프)으로 굳히는 것으로,
매니큐어처럼 건조시킬 필요가 없습니다.
완성된 네일은 반들반들하고 깨끗합니다.
2~3주 정도 지속되며, 금방 벗겨지거나 잘 긁히지도 않습니다.
색을 서로 섞으면 다양한 색을 만들어 낼 수 있습니다.
물론 능숙해지기까지 약간의 연습이 필요하고 도구도 갖추어야 하지만,
젤 네일로 손톱의 멋은 무한으로 넓어질 수 있습니다.

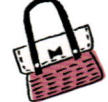

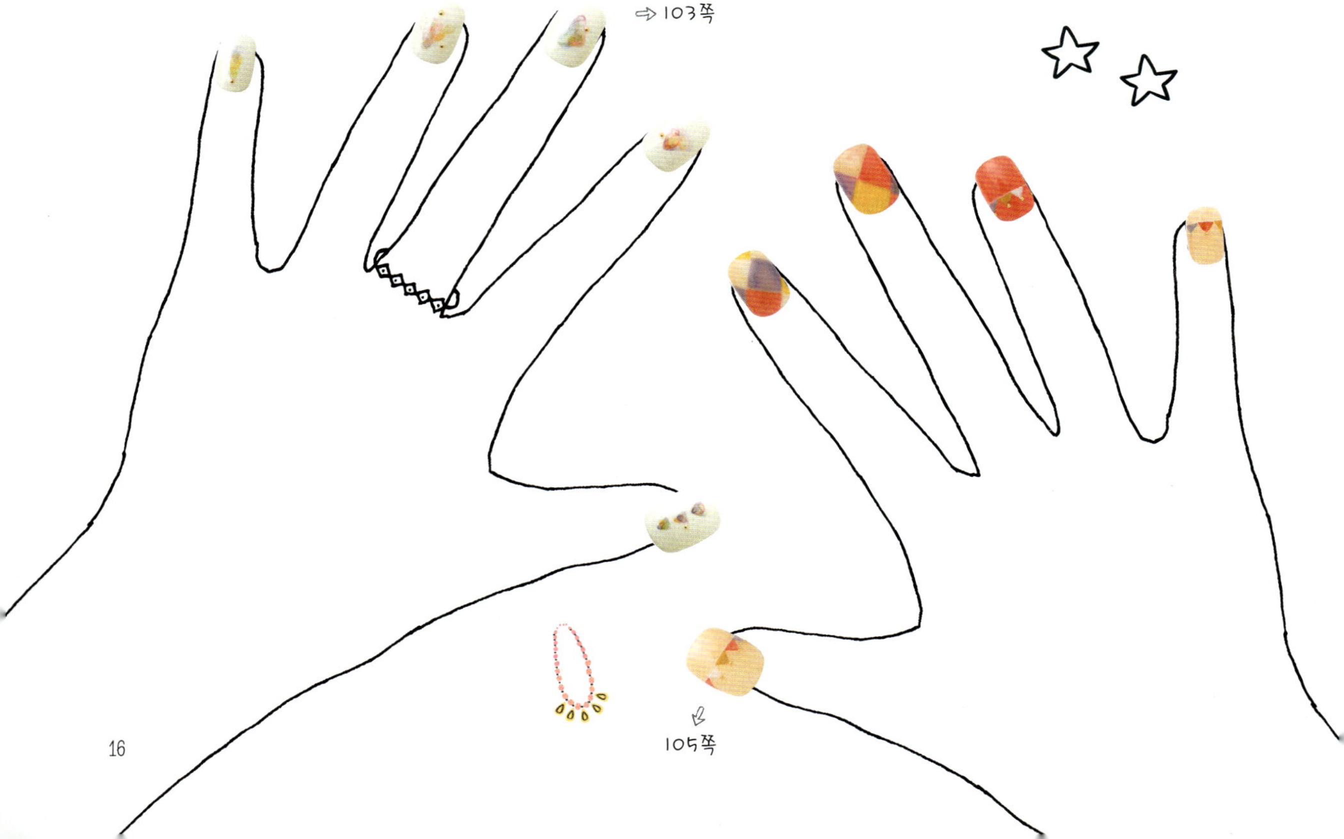

⇨ 103쪽

↙ 105쪽

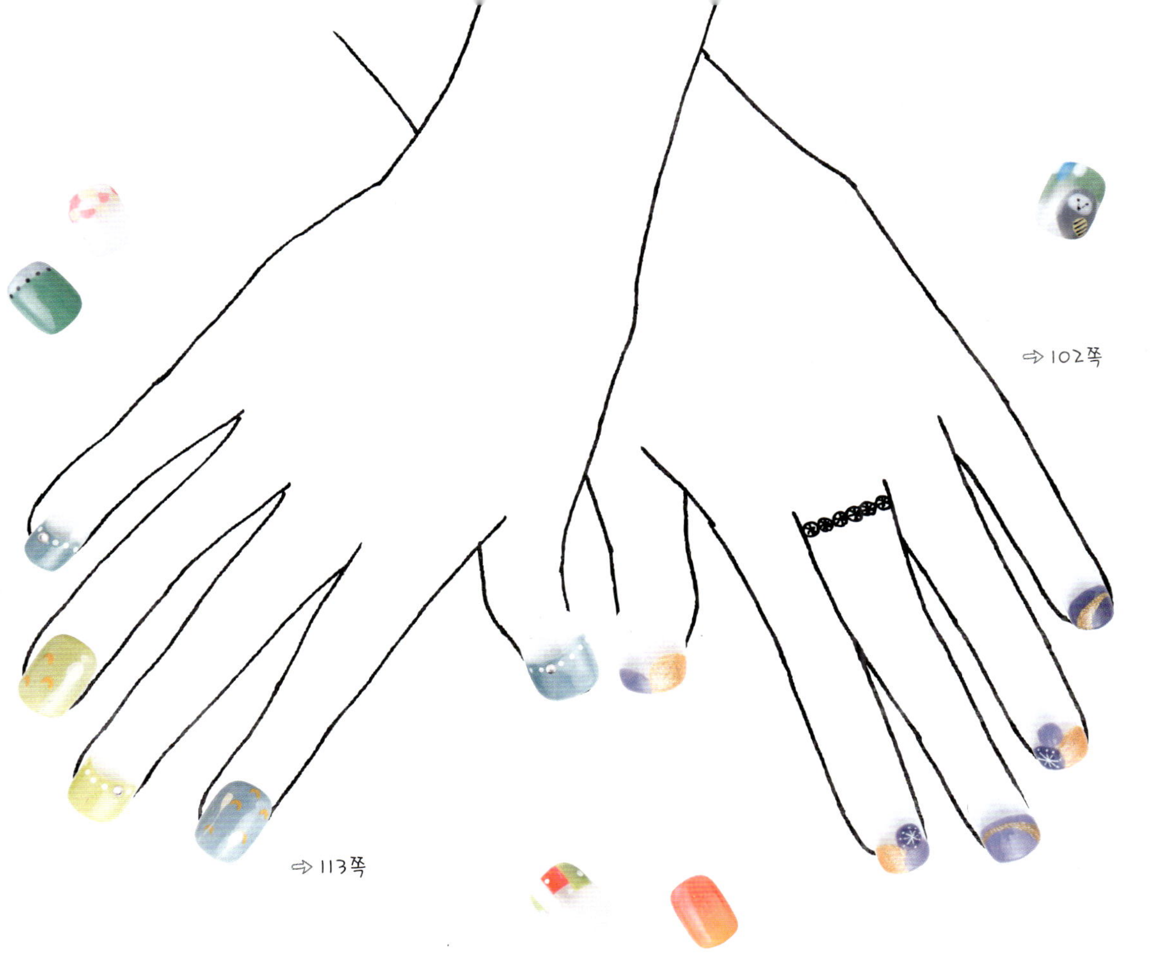

⇨ 102쪽

⇨ 113쪽

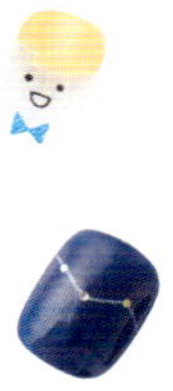

쇼트 젤 네일의 매력

네일을 하기 위해 반드시 손톱이 길어야 하는 것은 아닙니다.
짧은 손톱을 위한 캐주얼한 데일리 네일, 세련되고 특별한 네일 등의
'쇼트 젤 네일'이 있습니다.
아크릴 물감으로 동물을 그리거나, 손가락을 모두 다른 디자인으로
꾸미거나, 일부러 엉망으로 그리거나, 메시지를 적어도 좋아요.
지금까지의 젤 네일 이미지에 얽매이지 말고 손톱이라는 작은 캔버스에
마음에 드는 디자인을 그려 보세요.
이것이 바로 쇼트 젤 네일이에요. 자, 시작해 봅시다.

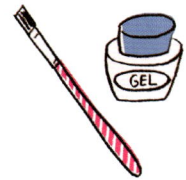

젤 네일의 과정

젤 네일을 즐기기 위해서는 몇 개의 과정이 필요합니다.
확실히 체크하고 넘어갑시다.

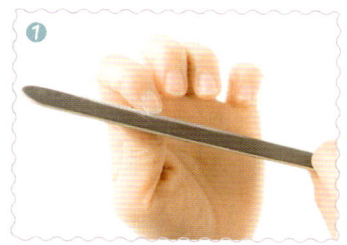

❶ 손톱 다듬기 → Lesson 2(22쪽~)

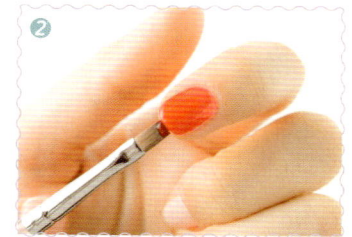

❷ 젤 바르기 → Lesson 3(30쪽~)

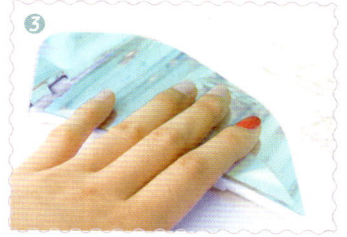

❸ 경화 → Lesson 3(30쪽~)

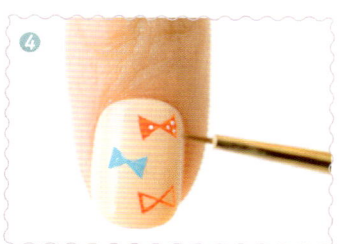

❹ 아트하기 → Technique 1, 2, 3(56쪽~)

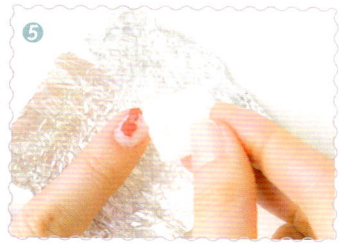

❺ 오프하기 → Lesson 5(46쪽~)

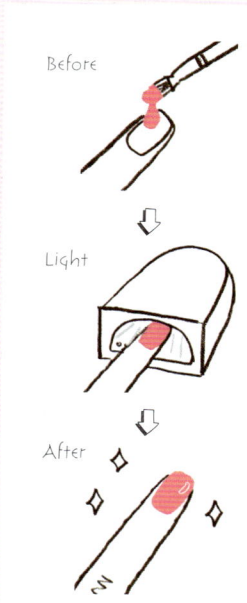

경화(큐어링)란?

젤 네일에 있어 경화는 빠트릴 수 없는 과정입니다. 젤은 유동성 있는 수지로 만들어진 것으로, 자외선이나 가시광선을 내리쬐어 경화시키는(굳히는) 과정. 즉 큐어링을 거쳐야 젤 네일이 완성됩니다. 젤 자체만으로는 굳지 않으며, 다른 색과 섞이기 때문에 한 가지 색을 바를 때마다 경화시킵니다. 큐어링 시간은 메이커에 따라서 다르지만 한 번에 약 2분 정도입니다. 아트를 할 때 파츠가 젤 네일 위에서 움직이는 것을 막기 위해 경화 시간보다 짧게(10초 이상) 경화하여 파츠를 가볍게 고정시키는 경우가 있는데, 이것을 가경화라고 합니다.
램프는 UV 램프가 일반적이지만 최근에는 LED 램프도 사용되고 있습니다.

젤의 종류

젤 네일에는 '소크 오프 젤(Soak off Gel)'과 '하드 젤(Hard Gel)'의 두 가지 타입이 있습니다. 일반적으로 사용되며 초보자에게도 잘 맞는 것이 소크 오프 젤입니다. 이 책에서는 소크 오프 젤을 사용한 방법을 소개하고 있습니다.

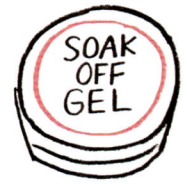

소크 오프 젤

① 전용 에탄올로 지울 수 있기 때문에 손톱에 부담이 적다.
② 초보자도 간단하게 다룰 수 있고 자연스러운 느낌이다.

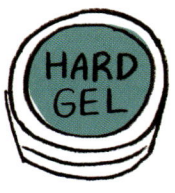

하드 젤

① 젤을 갈아서 오프해야 하기 때문에 손톱에 상처를 입힐 수도 있다.
② 광택이 있고 두께감이 있으며, 인공적으로 긴 손톱을 만드는 것도 가능하다.

손톱의 구조

손톱은 네일 매트릭스라고 불리는 부분에서 만들어져, 큐티클을 지나 자라납니다.
젤 네일을 마스터하기 위해 손톱의 구조나 역할을 이해해 두면 좋을 것입니다.

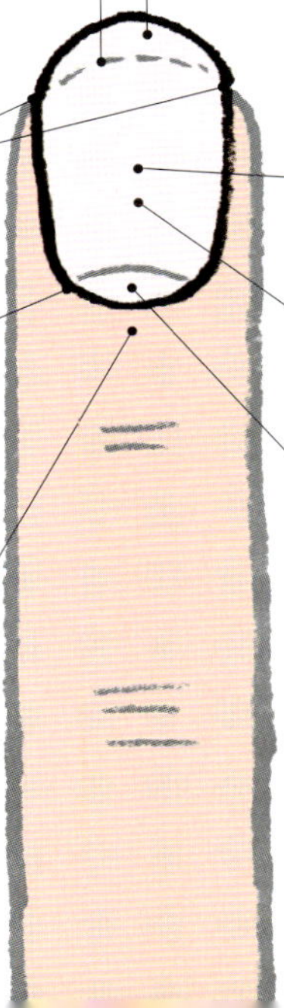

b. 옐로 라인
프리 에지와 그 아래(네일 베드)와의 경계 부분

a. 프리 에지
피부에 붙어 있지 않은 손톱 끝의 하얀 부분

d. 스트레스 포인트
손톱이 피부에서 떨어지는 양 끝 부분

c. 네일 바디
일반적으로 '손톱'이라 불리는 부분의 전체

f. 큐티클
손톱의 뿌리에 있는 얇은 피부로, 네일 매트릭스를 보호하고 있다. 제거하는 경우에는 루스 큐티클이라고도 한다.

e. 네일 베드
프리 에지보다 아래, 네일 바디가 올려져 있는 부분

g. 루눌라
네일 바디의 뿌리에 보이는 반달 모양의 크림색 부분. 하프문이라고도 한다.

h. 네일 매트릭스
큐티클 아래, 제1관절측의 피부 아래 근처에 있고, 혈관과 신경이 지나고 있으며 네일 바디를 만드는 부분이다.

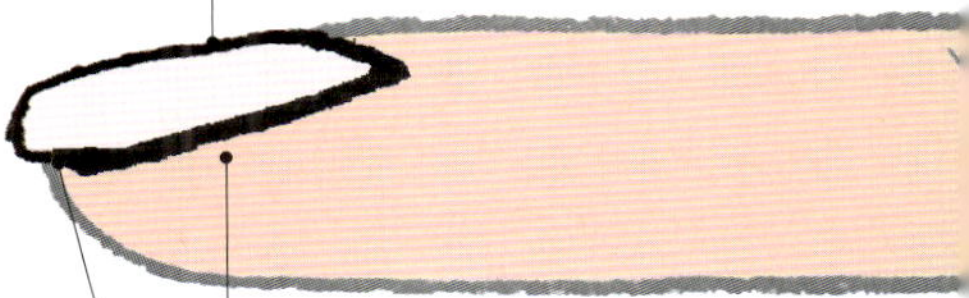

i. 네일 그루브
네일 바디 좌우의 가장자리를 가리킨다.

j. 네일 월
네일 바디의 양 끝 피부. 손거스러미가 생기기 쉽다.

k. 하이포니시움
옐로 라인과 붙어 있는 피부. 루스 하이포니시움(하이포니시움에서 불필요한 각질이 자라는 것)의 원인이 되는 곳이기도 하다.

필요한 도구 갖추기

젤 네일을 하기 위해 필요한 도구를 소개합니다.
명칭과 사용 방법을 체크하세요.

● 프리퍼레이션에 필요한 것
● 젤 네일에 필요한 것
● 젤 오프에 필요한 것

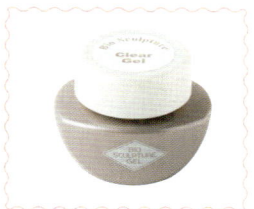

베이스젤
처음에 바르는 밑바탕 젤로, 컬러젤의 정착을 좋게 하고 색소 침착을 막아 줍니다. 클리어 젤이라고도 합니다.

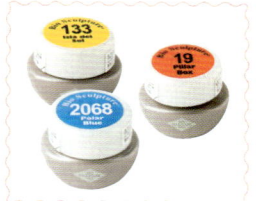

컬러젤
베이스젤 위에 바르는 색깔이 있는 젤을 말합니다. 다양한 색과 종류가 있으며, 섞어서 사용할 수도 있습니다.

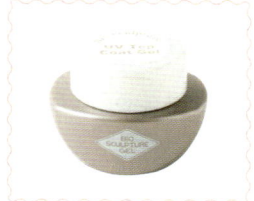

탑젤
컬러젤을 바르거나 아트를 한 후 마지막에 바르는 젤입니다. 윤을 내서 네일을 완성시킵니다. 파츠를 고정시키는 효과도 있습니다.

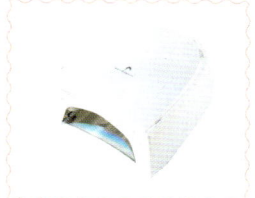

UV 램프
젤을 경화시키는 램프입니다. 경화 시간은 젤의 메이커에 따라 다릅니다. LED 램프도 있습니다.

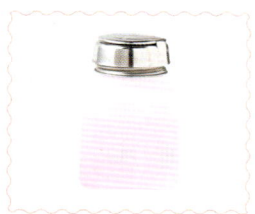

젤 클렌저
표면에 남아 굳지 않은 젤(미경화 젤)을 닦아 내기 위한 것입니다. 화장솜에 묻혀 사용합니다.

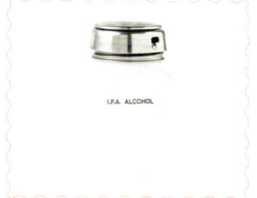

에탄올
손가락을 소독할 때 사용하는 소독용 에탄올입니다. 젤을 바르기 전에 수분과 유분을 제거할 때도 사용합니다.

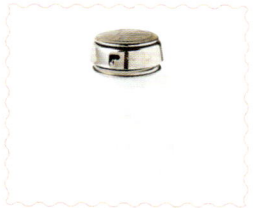

젤 리무버
젤 네일 전용 리무버입니다. 화장솜에 묻혀 손톱 위에 올린 후 젤 네일을 제거합니다.

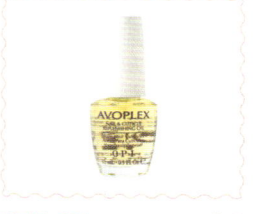

큐티클 오일
큐티클의 유분 보충과 보습을 위한 오일입니다. 건강한 손톱을 만들기 위한 영양분도 배합되어 있습니다.

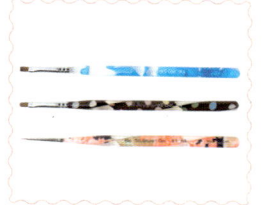

젤 브러시
젤을 바를 때 사용합니다. 브러시의 모양이나 모의 종류에 따라 다양한 타입이 있기 때문에 용도에 맞게 골라 사용합니다.

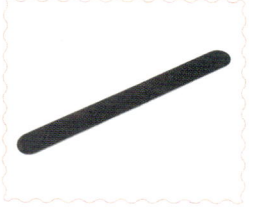

에머리보드
파일의 한 종류로, 주로 손톱의 길이나 모양을 다듬는 데 사용합니다. 그릿(Grit)은 180~240G 정도.

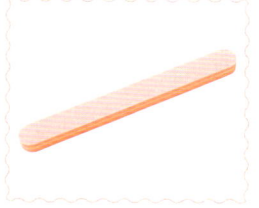

스펀지 버퍼
파일의 한 종류로, 손톱의 표면에 상처를 내는 샌딩에 사용합니다. 그릿(Grit)은 180~240G 정도.

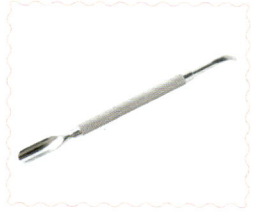

메탈 푸셔
큐티클을 밀어 올리거나, 오프 시 손톱에서 떨어진 젤 네일을 들어 올릴 때 사용합니다.

세라믹 푸셔
끝의 세라믹 부분을 빙글빙글 돌리면서 큐티클을 제거하거나 샌딩을 할 때 사용합니다.

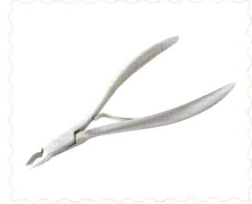
큐티클 니퍼
밀어 올리고 남은 큐티클이나 손거스러미를 잘라낼 때 사용합니다. 날이 날카로우므로 주의가 필요합니다.

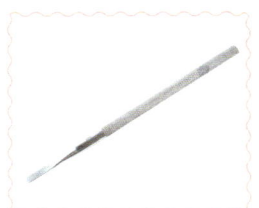
스패출러
컬러젤을 바르기 전에 뒤섞거나 오리지널 컬러를 만들 때 젤을 뜨는 용도로 사용하는 것입니다.

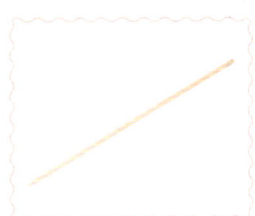
우드 스틱
튀어나온 젤을 수정하거나 작은 아트 파츠를 손톱에 올릴 때 사용하는 등, 있으면 편리한 도구입니다.

와이퍼
보풀이 일지 않기 때문에 손톱에 섬유가 남지 않아. 네일 아트 전 수분 및 유분 제거나 먼지 제거 등에 사용합니다.

화장솜
손가락 소독, 또는 미경화 젤을 닦아 내거나 젤 네일을 오프할 때 등 다양한 용도로 사용합니다.

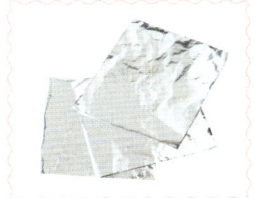
알루미늄 포일
젤 네일을 오프할 때 손가락에 감거나 오리지널 컬러를 만들 때 팔레트로서 잘라 사용합니다.

키친타월
젤 브러시에 묻은 젤을 닦아 낼 때 편리합니다. 작게 잘라 사용합니다.

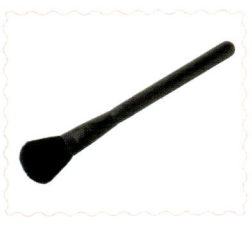
더스트 브러시
파일링이나 오프할 때 생기는 더스트(불필요한 각질들)를 깨끗하게 제거하기 위해 사용합니다.

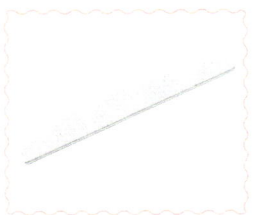
파일
젤 네일 오프 시 젤의 표면을 갈 때 사용합니다. 그릿(Grit)은 100~180G 정도.

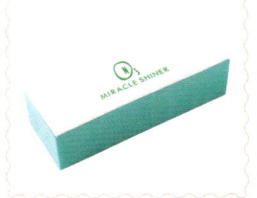
샤이너
파일의 한 종류로, 네일 케어 시 손톱의 표면을 닦아 윤택을 낼 때 사용합니다.

> 젤 네일 아트에 필요한 도구는 52쪽에서 소개하고 있습니다.

* 그릿(Grit)이란 네일 파일의 거친 정도를 나타내는 단위입니다. 수가 적을수록 거칠어 흠을 내기 쉽습니다.

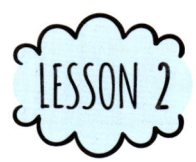

LESSON 2 젤을 바르기 전 준비사항

프리퍼레이션이란

필요한 도구를 갖추었다면 우선 젤을 바르기 전에 사전 준비를 해야 합니다.
이것을 프리퍼레이션이라고 합니다.
손톱의 모양을 다듬거나 큐티클을 정리하는 것은 완성되었을 때의 깔끔함이나 유지 기간을 좌우하는 중요한 과정입니다.
차근차근 따라해 보세요.

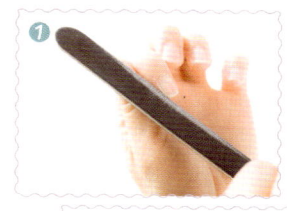

1 **파일링**
손톱을 갈고 모양을 다듬는다
→ 24쪽

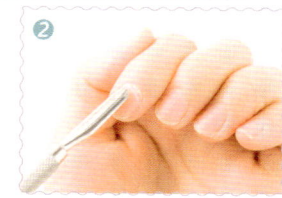

2 **큐티클 정리**
불필요한 큐티클을 밀어 올려 제거한다
→ 26쪽

3 **샌딩**
젤이 잘 밀착되도록 손톱에 상처를 낸다
→ 28쪽

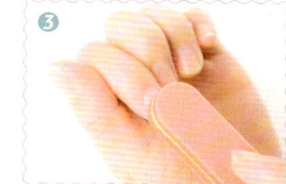

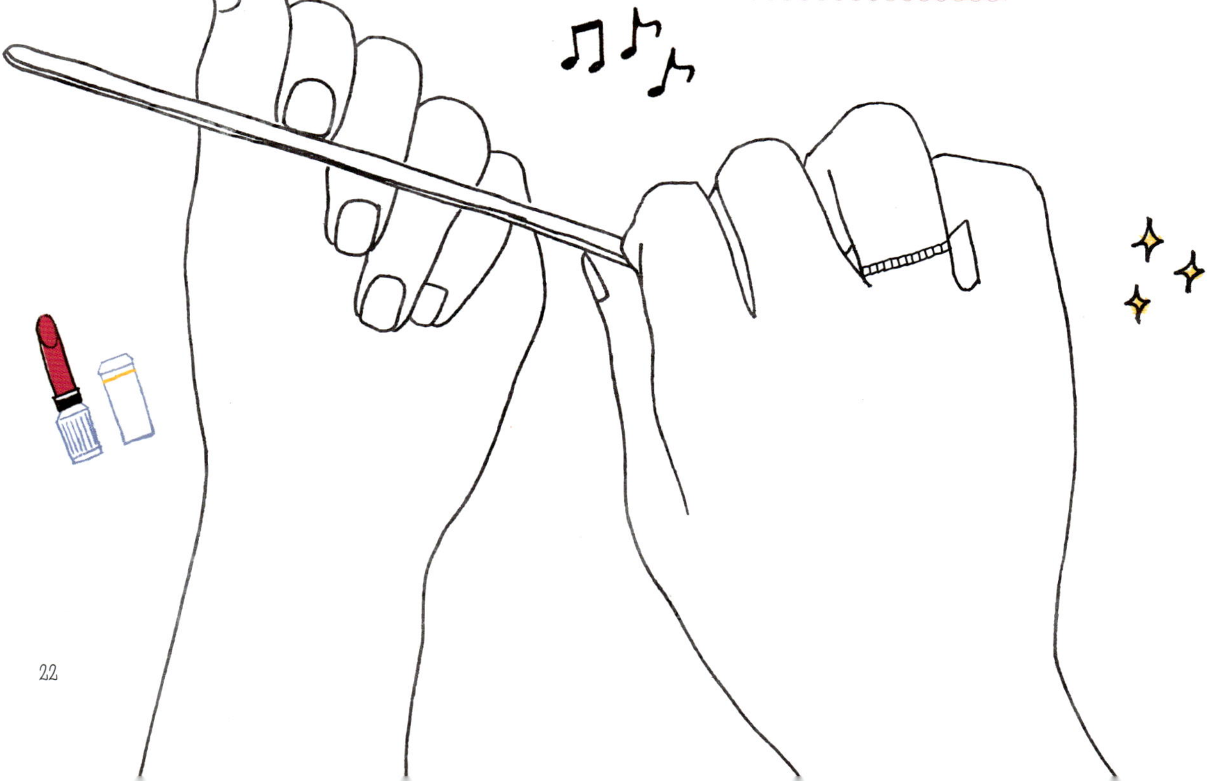

손톱 모양 정하기

손톱의 모양을 정하는 것도 네일에서 멋을 내는 하나의 즐거움입니다. 쇼트 네일의 경우는 손톱의 모양을 따른 라운드를 추천합니다. 자신의 손가락이나 손의 모양을 잘 보고 어울리는 모양을 찾아보세요.

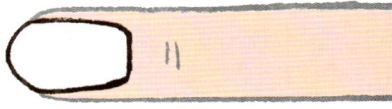

라운드
끝이 자연스러운 둥근 모양입니다. 이 책에서 소개하는 네일은 모두 이 모양입니다. 어떤 디자인에도 잘 어울립니다.

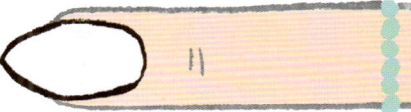

오벌
라운드보다 사이드에 커브를 준 달걀 모양입니다. 여성스럽고 고상한 인상의 손가락이 됩니다.

포인트
오벌에서 사이드를 더욱 깎아 손톱의 끝을 폭이 좁고 뾰족하게 한 모양입니다. 끝이 좁기 때문에 강도는 낮아집니다.

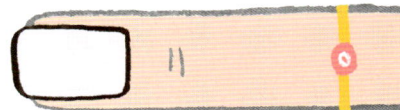

스퀘어
손톱의 끝을 직선으로 깎은 사각형입니다. 강도는 높지만 손톱 끝에 걸리기 쉬운 것이 단점입니다.

스퀘어 오프
스퀘어에서 모서리를 둥글게 깎은 모양입니다. 강도도 높고 스퀘어보다 부드러운 인상이 됩니다.

파일과 니퍼 잡는 법

셀프 네일의 도구에는 다양한 종류가 있지만 특히 사용법에 주의해야 하는 것이 파일과 니퍼입니다. 올바른 잡기 방법으로 안전하게 사용하도록 합니다.

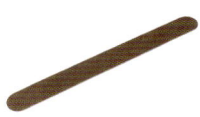
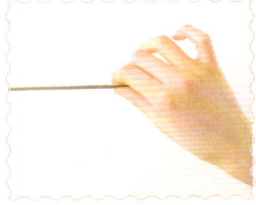

에머리보드
손톱을 갈 때 사용하는 에머리보드는 엄지·검지·중지로 가볍게 잡습니다. 끝부분을 잡아 에머리보드가 닿는 면적을 넓게 하는 것이 좋습니다.

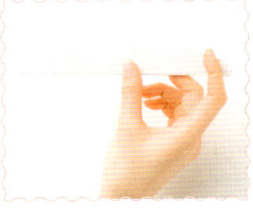

파일·스폰지 버퍼
옆으로 눕히고 엄지를 벌려 중지와 검지 사이에 가볍게 끼우듯 잡습니다. 손톱을 갈거나 젤의 표면에 상처를 입힐 때 사용하는 것으로, 힘은 절대로 주지 않도록 합니다.

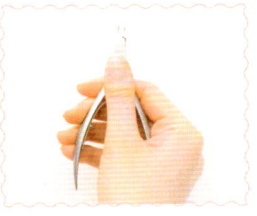

큐티클 니퍼
엄지는 날의 끝과 같은 방향으로 하고 손가락 안쪽에서 확실히 고정시킵니다. 검지의 위에 올리면서 힘을 가볍게 주어 천천히 움직입니다. 날을 닫지 않고 가능한 한 한 번에 잘라 나가도록 합니다.

프리퍼레이션 - 파일링

네일 아트를 할 때는 손톱깎이는 사용하지 않고 파일(에머리보드)로 손톱을 정리합니다. 이것을 파일링이라고 합니다. 요령을 확실히 익히도록 하세요.

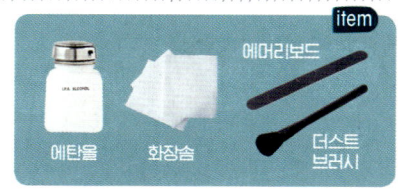

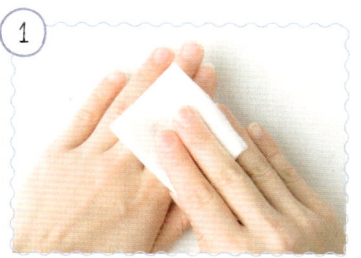

1 손과 손톱을 소독한다
화장솜에 에탄올을 적십니다. 손의 표면, 손가락 사이, 손톱의 표면 등 전체적으로 부드럽게 문지르듯 닦아 냅니다.

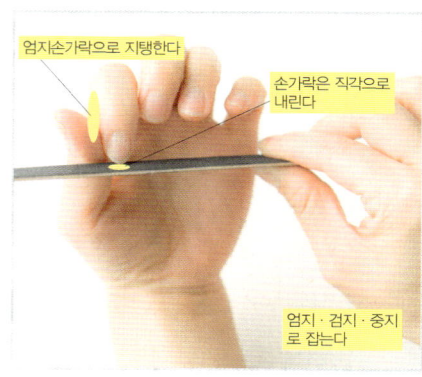

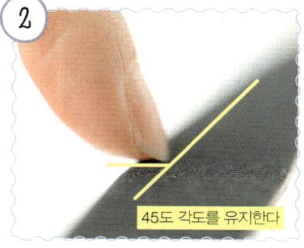

2 파일 잡는 법과 대는 법
에머리보드를 잡고 다듬을 손톱에 대해 45도 각도로 댑니다. 다듬을 손톱을 엄지손가락으로 지탱하면 갈기 쉽습니다.

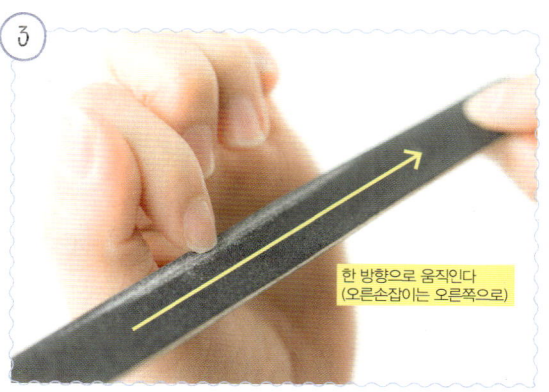

3 끝부분부터 간다
에머리보드와 손톱은 45도 각도를 유지한 채, 에머리보드만 일정 방향으로 움직입니다. 오른손잡이인 사람은 오른쪽으로 움직이면 갈기 쉽겠지요(왼손잡이는 왼쪽으로). 에머리보드로 손톱을 너무 꾹 누르거나 왕복해서 갈면 손톱을 다칠 수 있으므로 주의합시다.

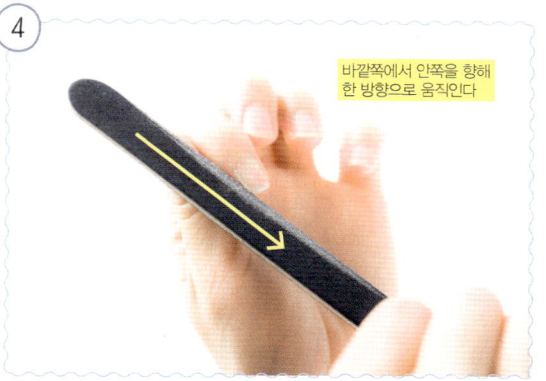

4 사이드를 간다
손톱의 사이드를 자신의 정면으로 향해 보기 쉽게 위치를 잡고, 네일월을 엄지손가락의 안쪽으로 눌러 내리면 갈기 쉬워집니다. 에머리보드는 바깥쪽에서 안쪽을 향해 한 방향으로 움직입니다.

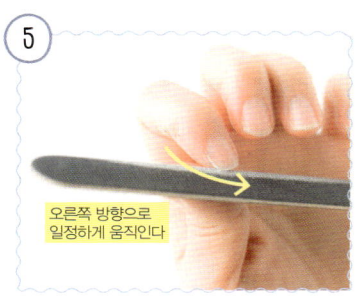

각을 다듬는다
자연스러운 라운드 모양으로 다듬어 보겠습니다. 에머리보드로 곡선을 그리듯 각을 둥글게 깎아 손톱 끝과 이어지도록 합니다.

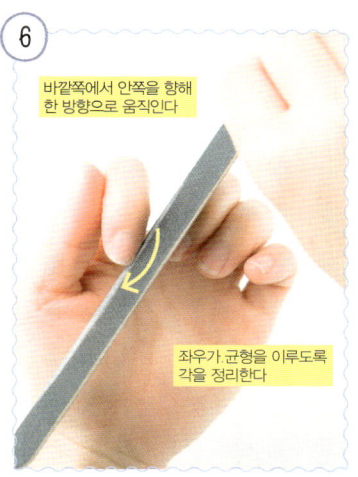

반대쪽도 갈아 준다
에머리보드를 쥔 손을 위쪽으로 가져가 바깥쪽에서 몸 쪽을 향해 일정 방향으로 움직이 갈도록 합니다.

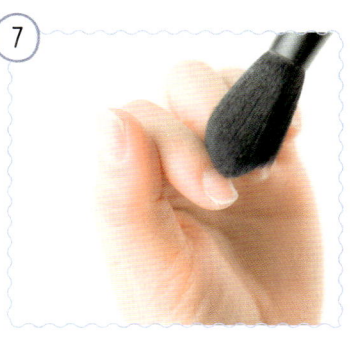

먼지를 털어낸다
더스트 브러시로 손톱에 붙은 먼지를 털어 냅니다. 손톱의 안쪽에 불필요한 각질이 생겨 있는 경우는 확실히 제거합시다.

 루스 하이포니시움이란?
하이포니시움(19쪽)에서 자라난, 손톱의 안쪽에 붙은 여분의 각질을 말합니다. 파일링을 하면 손톱의 안쪽에서 튀어나오는 경우가 있습니다. 그대로 두면 젤이 벗겨지는 원인이 되기 때문에 제거해야 합니다.

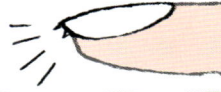

완성 체크

◇ 정면에서 봤을 때 좌우가 같은 모양이다.
◇ 양 끝에서 손톱 중앙으로의 라인이 매끄럽게 이어져 있다.
◇ 손거스러미나 루스 하이포니시움 등의 각질이 붙어 있지 않다.

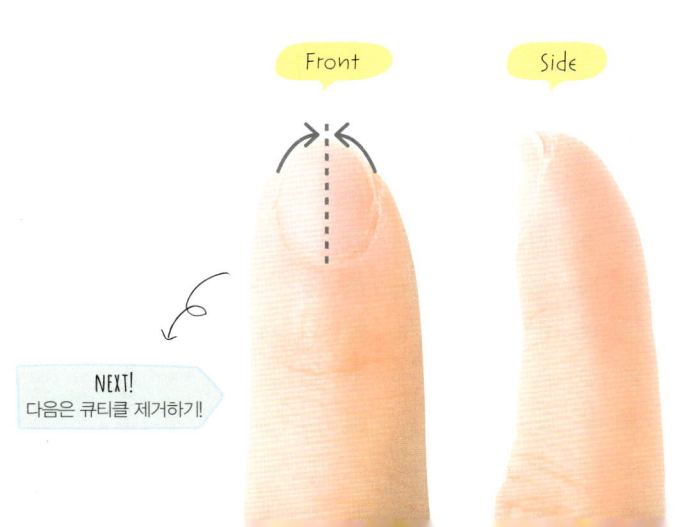

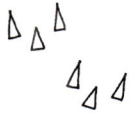

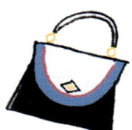

NEXT!
다음은 큐티클 제거하기!!

프리퍼레이션 - 큐티클 정리와 샌딩

큐티클을 제거하고 젤이 잘 밀착하도록 샌딩 작업을 합니다.
무리해서 손톱에 상처가 나지 않도록 주의합니다.

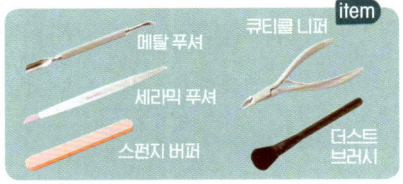

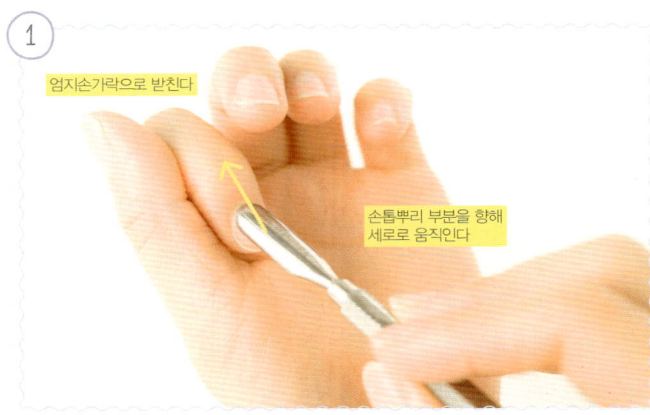

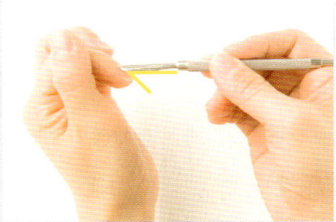

45도 각도를 유지합니다.

큐티클을 부드럽게 밀어 올린다
메탈 푸셔는 연필을 쥐듯 잡은 다음 손톱의 정면으로 45도 각도를 유지하며 큐티클에 댑니다. 세로 방향으로만 움직여 조금씩 밀어 올립니다.

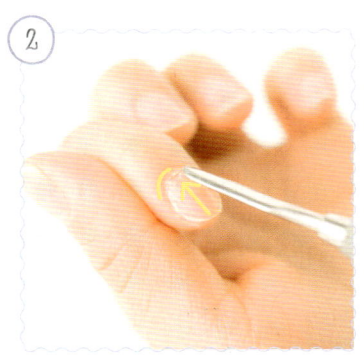
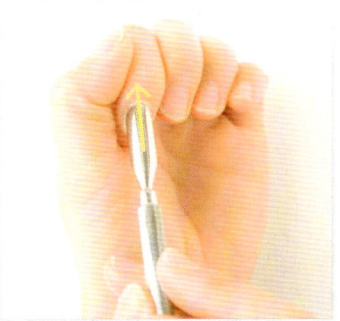
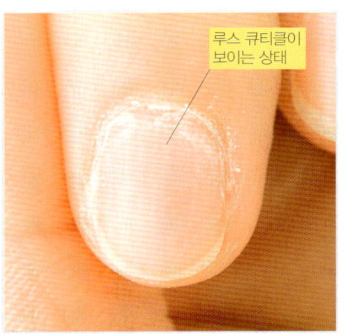

코너도 밀어 올린다
커브된 코너 부분도 메탈 푸셔의 둥근 부분을 사용해 깨끗이 밀어 올립니다.

반대쪽 코너 부분도 메탈 푸셔의 둥근 부분을 맞춰 확실히 밀어 올립니다.

큐티클을 밀어 올린 상태입니다.

③

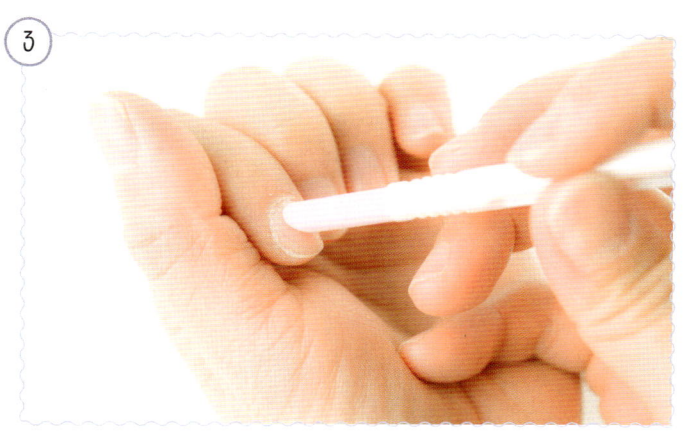

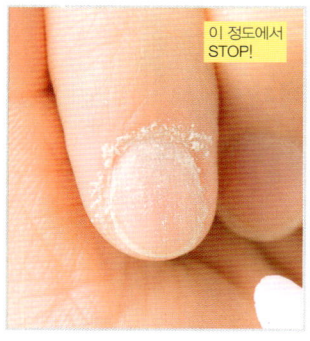

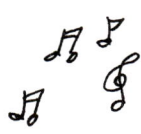

세라믹 푸셔는 샌딩 효과도 있습니다.
지나치게 문지르지 않도록 주의합니다.

자잘한 큐티클은 세라믹 푸셔로

큐티클을 밀어 올렸을 때 아래에 있는 얇은 루스 큐티클(불필요한 큐티클)도 제거해 갑니다. 세라믹 푸셔로 빙글빙글 돌리면서 제거하면 됩니다. 양 끝은 세라믹 푸셔를 세워 잡으면 제거하기 쉽습니다.

? 드라이 케어와 워터 케어의 차이는?

젤 네일에서는 큐티클을 정리할 때 드라이 케어라는 방법을 이용합니다. 기름과 물은 성격이 맞지 않기 때문에 젤 네일을 할 때는 항상 수분과 쓸데없는 유분이 손톱에 묻지 않도록 주의가 필요합니다. 네일 폴리시(매니큐어)를 칠할 때는 큐티클을 미지근한 물에 담가 불린 다음 밀어 올리는 워터 케어 방법으로 큐티클을 정리합니다.

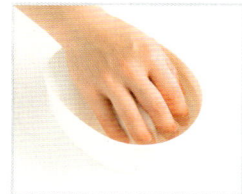
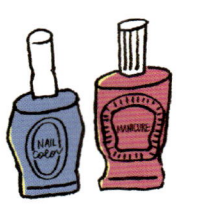

지금까지의
완성 체크

◇ 큐티클이 제대로 밀려 있다.
◇ 양옆의 큐티클도 밀려 있다.
◇ 푸셔로 지나치게 문지르지 않았다.

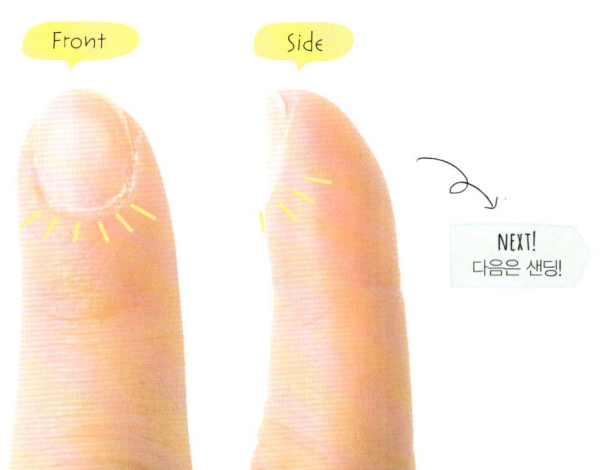

NEXT!
다음은 샌딩!

④

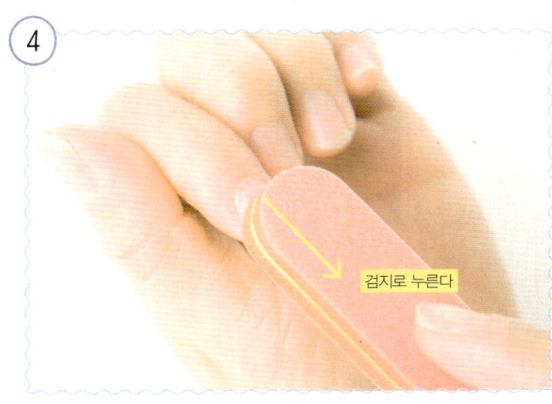

검지로 누른다

샌딩을 한다
스펀지 버퍼로 손톱의 표면에 자잘한 상처를 냅니다. 스펀지 위를 검지로 누르면 움직이기 쉽습니다. 손톱의 세로 선에 맞춰서 표면의 윤기가 없어질 때까지 샌딩을 합니다.

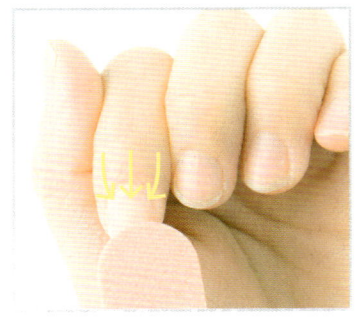

세로 방향으로 리듬에 맞춰 움직입니다.

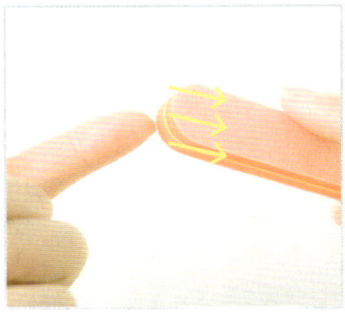

손톱 끝의 각질은 살살 털어내듯 제거합니다.

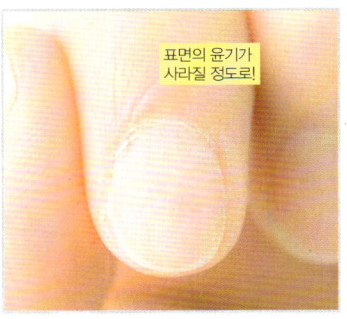

표면의 윤기가 사라질 정도로!

표면의 윤기가 사라진 상태입니다. 지나치게 갈지 않도록 주의해 주세요.

⑤

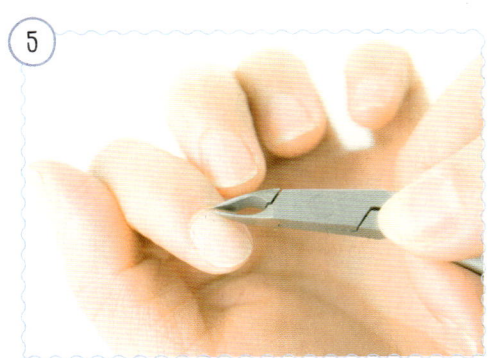

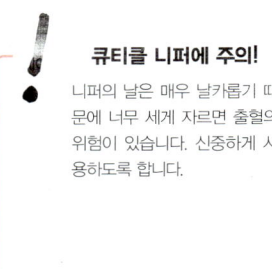

큐티클 니퍼에 주의!
니퍼의 날은 매우 날카롭기 때문에 너무 세게 자르면 출혈의 위험이 있습니다. 신중하게 사용하도록 합니다.

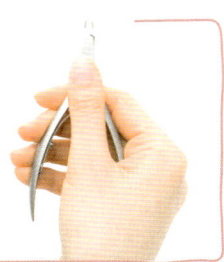

니퍼로 불필요한 큐티클을 잘라 낸다
남은 큐티클을 큐티클 니퍼로 잘라 냅니다.

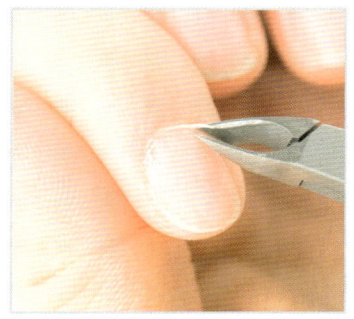 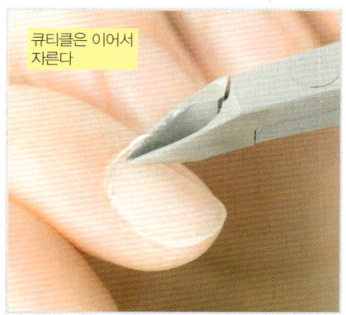 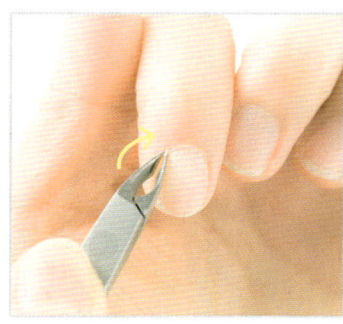

원만한 커브를 그리며 옆에서 중심으로 향해 갑니다.

큐티클은 이어서 자른다

한 번씩 끊어 자르면 큐티클이 더 생기기 때문에 연결된 상태로 조금씩 이어 자르는 게 포인트.

반대쪽에서도 이어 자르며 중심으로 향합니다.

⑥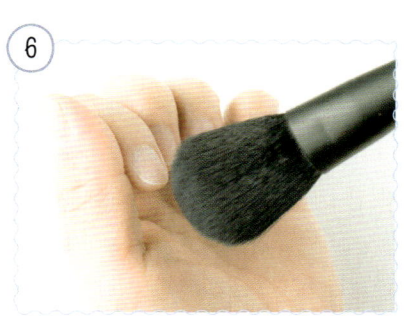

먼지를 털어 낸다
먼지나 이물질이 생겼다면 더스트 브러시로 털어 냅니다.

완성 체크

◇ 표면의 광택이 사라졌다.
◇ 손톱 양옆의 샌딩 작업이 부족하지 않다.
◇ 큐티클이 확실히 제거되어 있다.

 샌딩을 부족하게 하거나 과하게 하지 않도록 주의!
샌딩을 과하게 하면 손톱에 상처가 생기거나 심한 경우에는 손톱이 얇아질 수도 있습니다. 처음은 샌딩이 부족해도 괜찮습니다. 반복하여 적당한 정도를 찾아봅시다.

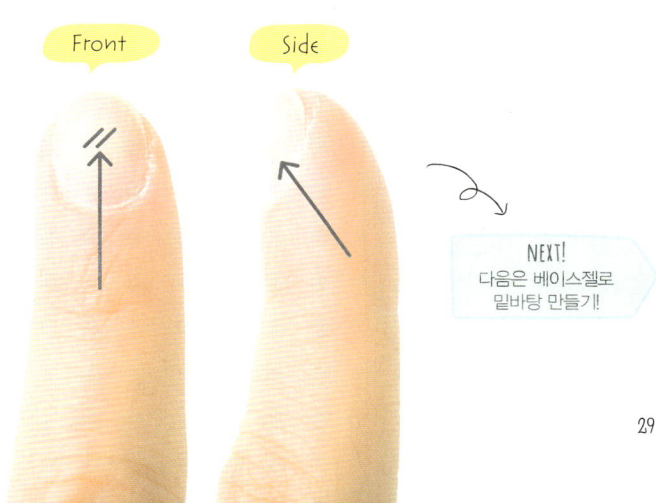

NEXT!
다음은 베이스젤로 밑바탕 만들기!

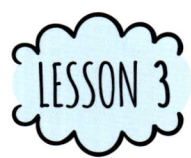 # 기본적인 바르는 법 연습

젤을 바를 때는

프리퍼레이션을 통해 깨끗해진 손톱에
드디어 젤을 바를 차례입니다.
컬러젤을 바르기 전에 밑바탕이 될 베이스젤을 바르면
젤의 밀착·유지력이 한층 높아집니다.
완성에는 탑젤을 바르고 젤 특유의 광택을 낼 거예요.
예쁜 손톱을 목표로 시작해 봅시다.

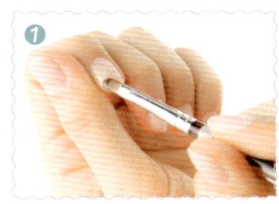

❶ **베이스젤**
손톱에 바르고
젤을 밀착시킨다
→ 32쪽

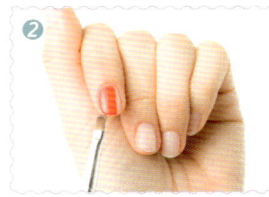

❷ **컬러젤**
2번 바르는 것이 기본.
울퉁불퉁해지지 않도록
균등하게 바른다
→ 34쪽

❸ **탑젤**
윤기를 내서 확실히
경화시킨다
→ 36쪽

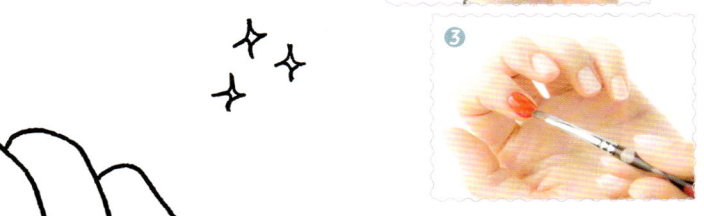

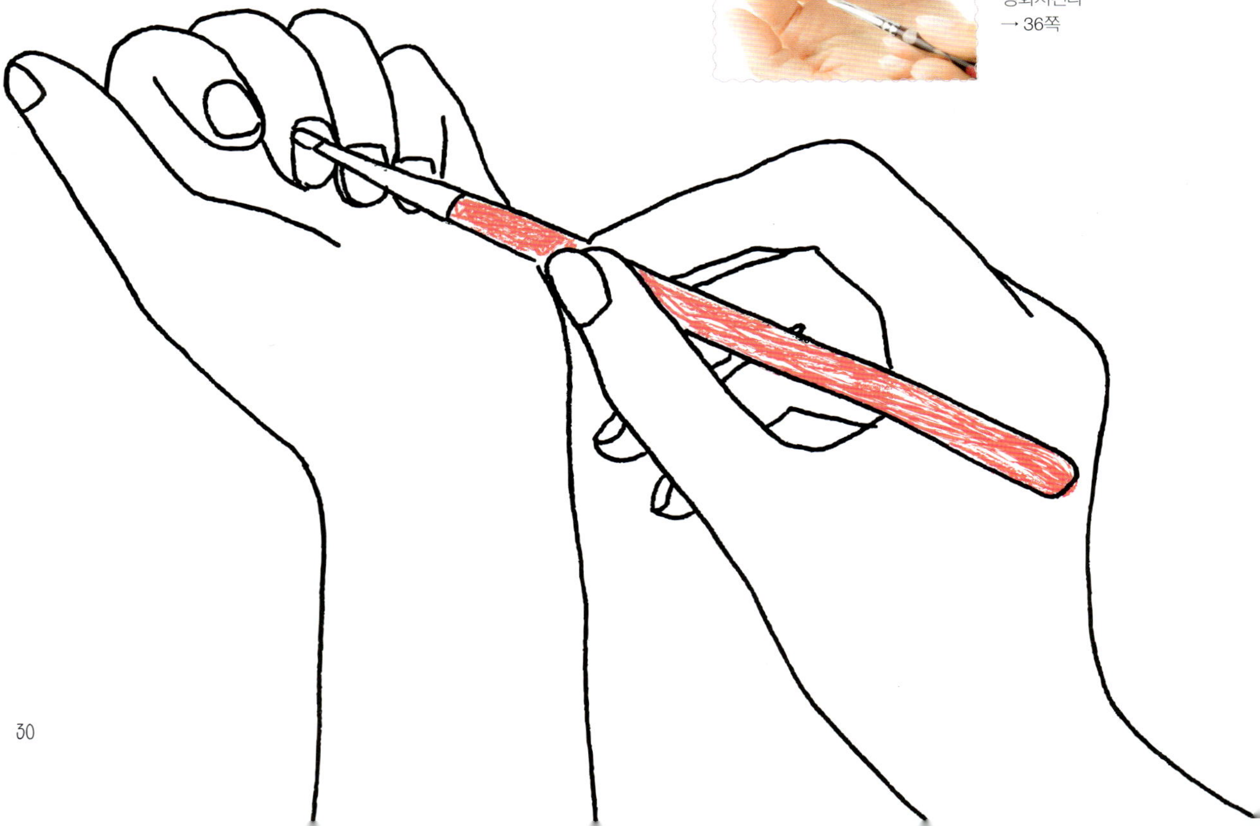

젤 브러시의 종류

기본적으로 스퀘어 브러시 하나만 있으면 상관없지만 아트의 특징에 맞는 브러시는 사용하기 쉽고 편리하므로, 여러 가지 종류를 하나씩 구비해 가는 것이 좋습니다.

 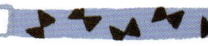

스퀘어 브러시
모의 끝이 사각형 모양으로 젤을 바르기 쉽도록 평평하게 되어 있습니다. 모든 용도에 사용할 수 있는 기본 브러시입니다.

오벌 브러시
모의 끝이 원형으로 되어 있기 때문에 젤을 바를 때 잘 비어져 나가지 않고 큐티클 주변을 바르기 쉽습니다.

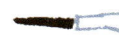 

세필 브러시
모의 끝이 얇고 길어 프렌치 아트의 가장자리를 칠하거나 얇은 선을 그릴 때 편리합니다.

아트 브러시
세필 브러시보다 더욱 가늘어 아크릴 물감을 사용한 페인트 아트 등 작은 그림을 그릴 때 편리합니다.

젤 뜨는 법

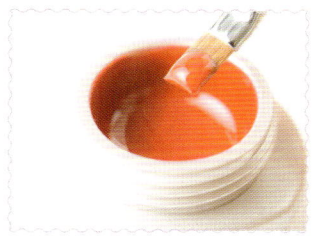 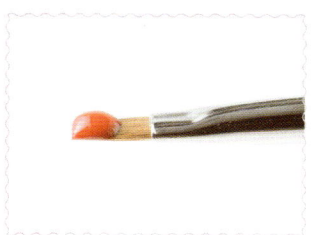

브러시의 한 면에만 뜬다
브러시를 넣어 한 면에만 젤을 뜹니다. 반대쪽에 젤이 묻은 경우 용기의 가장자리를 사용해 덜어 냅니다.

손톱 하나의 양은 이 정도
젤을 너무 많이 뜨지 않도록 합니다. 손톱 하나 칠하는 데 대략 이 정도를 사용합니다.

젤 바르는 법

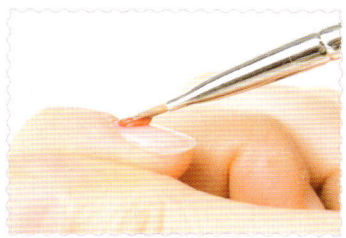 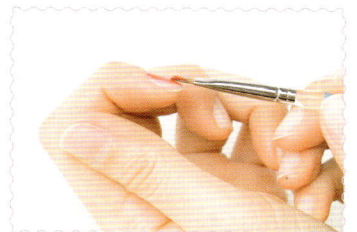 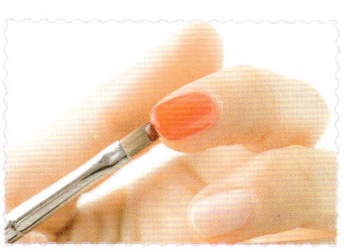

브러시는 45도 각도로
젤을 손톱에 놓을 때는 45도 각도를 유지하며 브러시를 놓습니다.

브러시를 눕혀서 바른다
손톱 전체에 바를 때는 브러시를 눕혀 젤을 펴듯이 칠합니다.

손톱 끝은 브러시의 끝을 대듯이 칠한다
손톱 끝(프리 에지)을 칠할 때는 손톱의 끝에 브러시의 끝을 살짝 대듯이 칠합니다.

베이스젤

베이스젤은 가장 처음으로 손톱에 직접 칠하는 젤입니다. 젤을 확실히 밀착시켜 리프팅을 막고 오래 유지할 수 있게 해 줍니다.

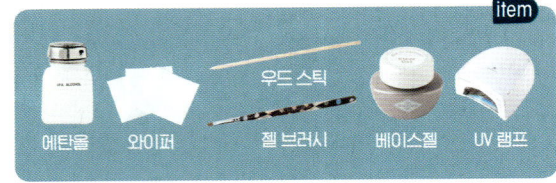

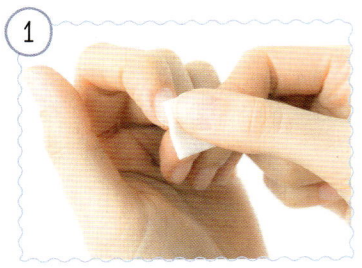

① 여분의 수분과 유분을 닦아 없앤다
프리퍼레이션을 제대로 한 후 에탄올을 적신 와이퍼로 손톱 표면의 수분과 유분을 닦아 없앤 상태에서 시작합니다. 에탄올이 없다면 수분과 유분 제거 전용 용액인 프리프라이머도 상관없습니다.

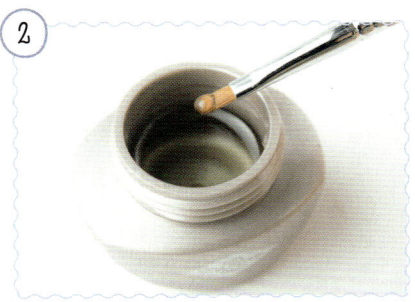

② 젤을 브러시에 뜬다
젤은 브러시의 한쪽에만 소량을 뜹니다. 양쪽에 묻은 경우에는 한쪽만 용기의 가장자리로 훑듯 덜어냅니다.

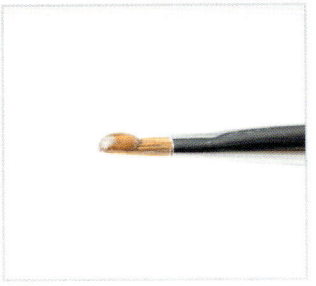

손톱 하나의 양은 이 정도입니다.

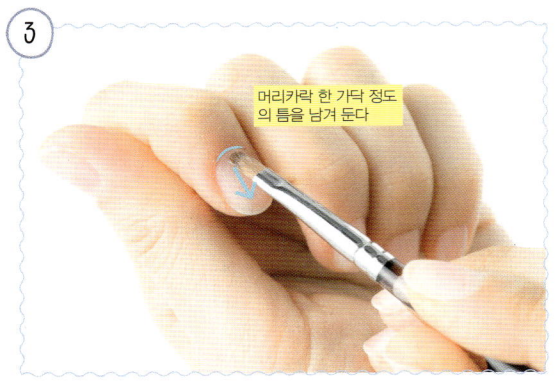

③ 가운데부터 칠한다
손톱뿌리에서 머리카락 한 가닥 정도의 틈을 남겨 두고 칠하기 시작합니다. 손톱뿌리부터 칠하면 피부와 붙어 젤이 벗겨지는 원인이 됩니다.

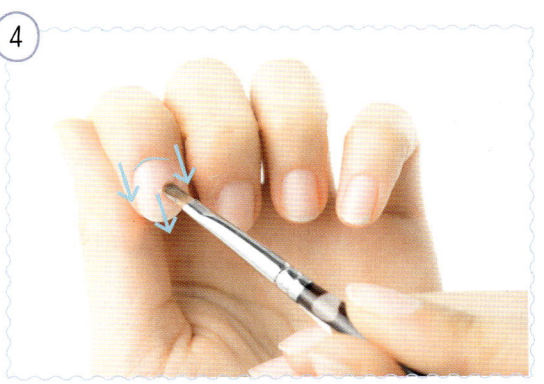

④ 양옆을 칠한다
가운데를 발랐으면 양옆을 칠해 갑니다. 몇 번씩 겹쳐 칠하지 않고 1~2번 정도로 전체에 골고루 칠합니다.

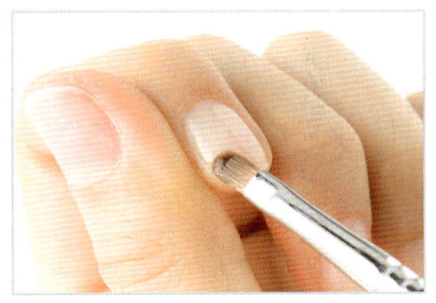

표면에 광택이 나고 반질반질해 보이는 정도. 너무 두꺼워지지 않도록 주의합시다.

 젤이 튀어나왔다면?

경화하지 않으면 젤은 자유롭게 수정이 가능합니다. 우드 스틱을 사용해서 손톱의 안쪽으로 밀듯 제거합시다.

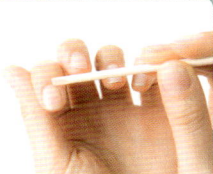

5
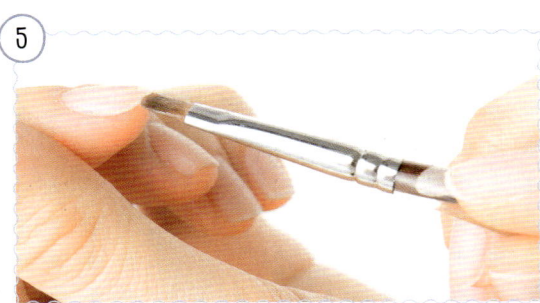

손톱 끝 부분도 칠한다

브러시에 남은 젤을 사용해서 손톱의 끝(프리 에지)에도 확실히 젤을 칠합니다. 브러시 끝으로 가볍게 대듯 톡톡 칠하면 됩니다.

6
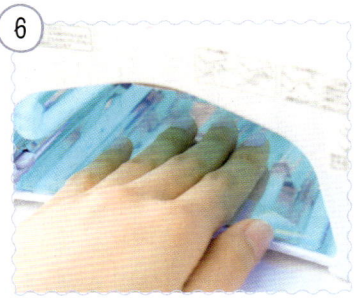

경화시킨다

젤 메이커에 정해져 있는 경화 시간을 확인하고 UV(혹은 LED) 램프로 경화시킵니다.

완성 체크

◇ 머리카락 한 가닥만큼의 틈이 있다.
◇ 반질반질하다.
◇ 손톱 끝 부분까지 확실히 칠해져 있다.

있으면 편리한 우드 스틱

오렌지 우드 스틱이라고도 부르며, 튀어나온 젤을 고치는 것 이외에도 화장솜을 둘러 감아 큐티클을 밀어 올리거나 작은 아트 파츠를 집을 때에도 사용합니다. 여러 개 구비해 두면 좋습니다.

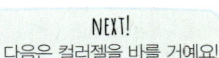

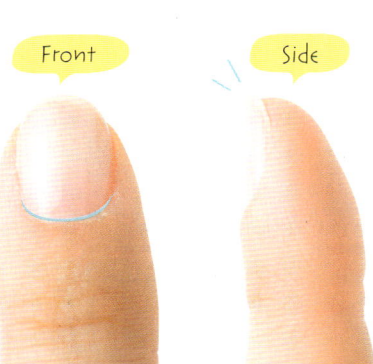

Front Side

NEXT!
다음은 컬러젤을 바를 거예요!

컬러젤

엷은 색이나 파스텔 색은 한 번 바르면 얼룩이 집니다.
컬러젤을 바를 때는 두 번 바르는 것을 기본으로 합시다.

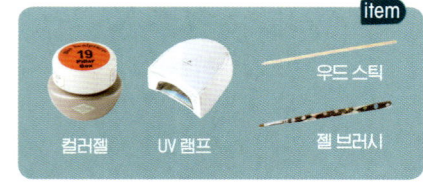

1

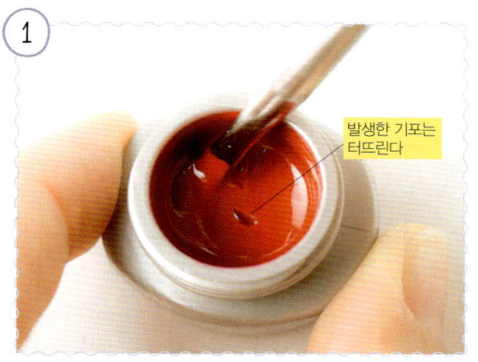

발생한 기포는 터뜨린다

컬러젤을 섞는다
컬러젤은 원료가 침전해 있는 경우가 있기 때문에 스패출러 혹은 이쑤시개 등으로 섞은 다음 사용합니다. 세게 섞으면 기포가 발생하므로 아래부터 천천히 섞도록 합니다.

2

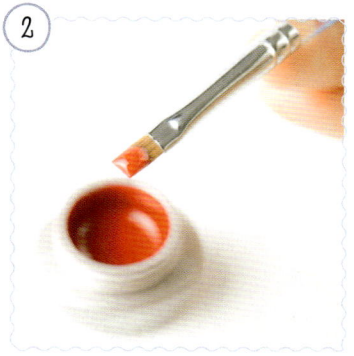 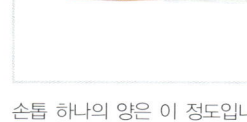

손톱 하나의 양은 이 정도입니다.

브러시로 젤을 뜬다
브러시의 끝에 소량의 젤을 뜹니다. 베이스젤과 같이 브러시의 한쪽에만 뜹니다.

3

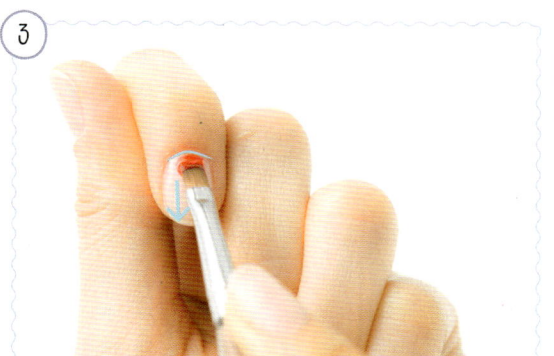

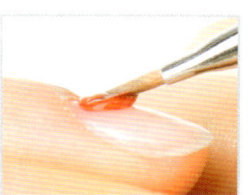

처음에는 브러시를 세웠다가

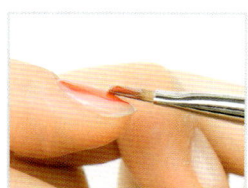

끝으로 향할수록 서서히 브러시를 뉘입니다.

가운데부터 칠한다
베이스젤과 같이 머리카락 한 가닥만큼 틈을 두고 손톱뿌리부터 칠하기 시작합니다.

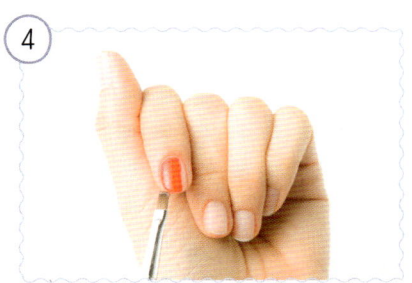

양옆을 칠한다
튀어나오지 않도록 주의하면서 양옆을 칠합니다. 젤이 부족할 것 같으면 브러시의 끝에 조금만 젤을 더합니다.

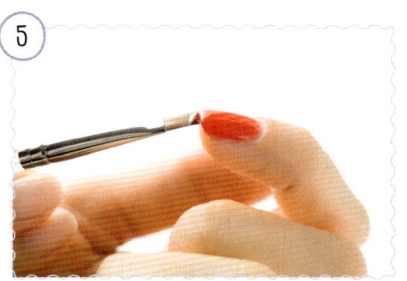

손톱 끝을 칠한다
브러시의 끝을 톡톡 대듯 손톱의 프리 에지를 칠해 갑니다.

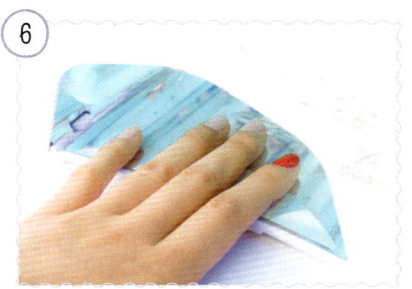

경화시킨다
첫 번째 경화입니다. 젤의 메이커에 따라 정해져 있는 경화 시간을 확인하고 UV(혹은 LED) 램프로 경화시킵니다.

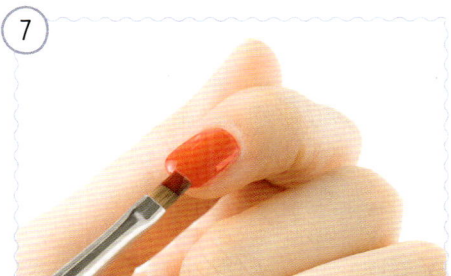

두 번 칠하고 경화시킨다
두 번째 칠할 때도 첫 번째와 같은 방법으로 칠해 갑니다. 젤이 두꺼워지므로 젤을 너무 많이 뜨지 않도록 주의합니다. 균등하게 골고루 칠했다면 다시 경화시킵니다.

완성 체크

◇ 기포가 하나도 없는 상태이다.
◇ 표면의 라인이 매끄럽다.
◇ 두껍게 칠해지지 않았다.

Front　　Side

? 레벨링이란?
브러시의 솔이 고르지 않아 울퉁불퉁하게 칠해졌어도 몇 초만 기다려 보세요. 자연스럽게 젤이 움직이면서 고르지 못한 표면이 평평해집니다. 이러한 성질을 레벨링이라고 합니다.

NEXT! 다음은 마지막 탑젤

탑젤

마지막으로 탑젤을 칠해 경화시키면 완성입니다. 미경화젤은 깔끔히 닦아 내도록 합니다.

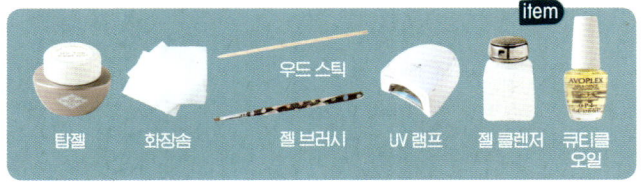

1

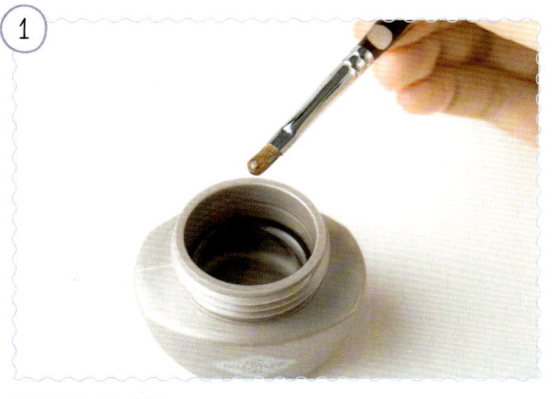

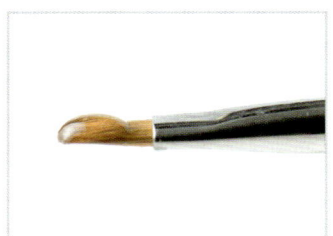

손톱 하나의 양은 이 정도입니다.

브러시로 젤을 뜬다
베이스, 컬러와 마찬가지로 브러시의 한쪽 끝에 소량의 젤을 뜹니다. 두껍게 칠해지지 않도록 처음에는 조금만 떠도 됩니다.

2

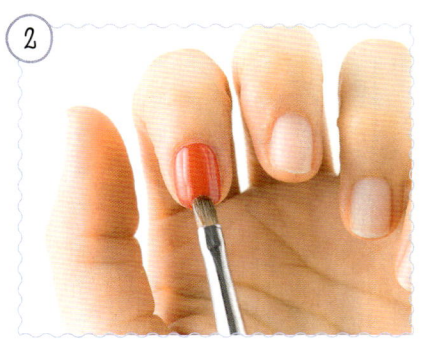

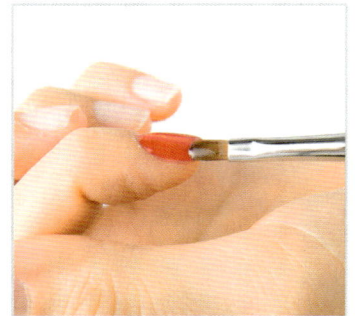

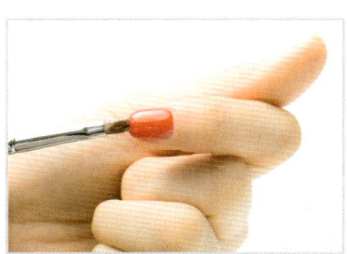

프리 에지도 잊지 않고 칠합니다.

가운데부터 칠한다
베이스, 컬러와 마찬가지로 손톱뿌리부터 머리카락 한 가닥만큼의 틈을 남겨 두고 칠하기 시작합니다.

양옆도 칠합니다. 두께가 균등해지도록 확인 하면서 칠합시다.

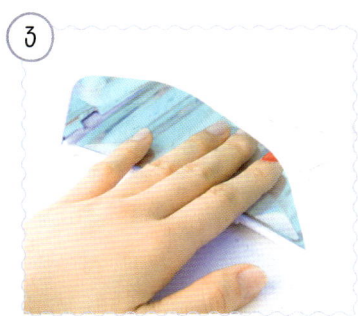
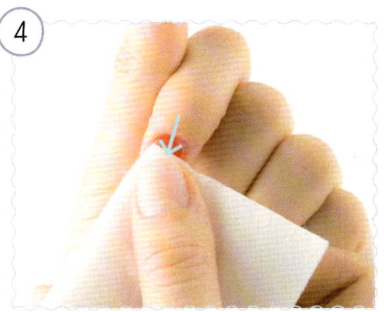
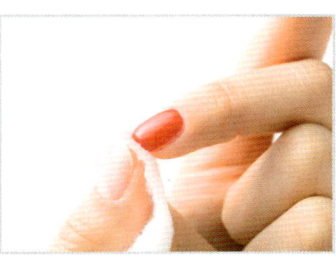

프리 에지와 사이드도 전부 닦아 냅니다.

경화시킨다
마지막 경화입니다. 경화하기 전 손톱의 완성 상태를 확실히 확인합시다.

미경화젤을 닦아 낸다
화장솜에 젤 클렌저를 묻혀 미경화젤을 닦아 냅니다. 손톱뿌리에서 손톱 끝을 향해 화장솜으로 어루만지듯 세로로 닦습니다. 같은 부분을 힘주어 여러 번 닦지 않도록 합니다. 화장솜에 묻은 젤이 손톱에 다시 붙는 경우가 있습니다.

> **! 광택이 나지 않는 경우**
> 젤의 광택이 나지 않고 표면이 뿌예지는 경우가 있습니다. 이것은 미경화젤을 다 닦아 내지 않았거나, 경화 시간이 짧았거나, 탑젤의 양이 적은 것 등을 원인으로 들 수 있습니다. 그런 경우에는 한 번 더 탑젤을 칠하고 경화시킵니다.

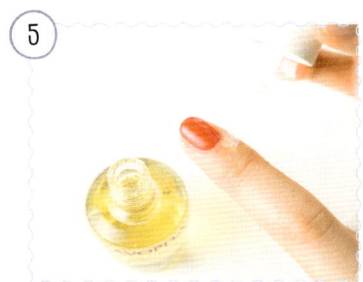

큐티클 오일로 보습한다
네일 매트릭스 부분에 소량의 큐티클 오일을 묻히고 손톱에 문질러 흡수시킵니다.

완성 체크

◇ 젤을 제대로 경화시켰다.
◇ 광택이 나고 표면이 깨끗하다.
◇ 손톱 전체에 꼼꼼히 칠해져 있다.

> **? 미경화젤이란?**
> 베이스젤, 컬러젤을 바르고 경화시켰지만 표면에 끈적끈적하게 남아 버린 젤을 미경화젤이라고 합니다. 공기에 닿아 있던 젤이 미처 다 경화되지 못하고 남은 것입니다. 깨끗하게 닦아 내도록 합니다.

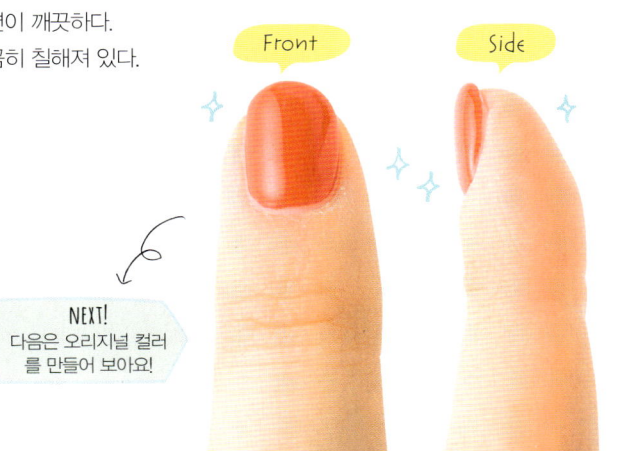

NEXT!
다음은 오리지널 컬러를 만들어 보아요!

LESSON 4   기본 6가지 색으로 만드는 오리지널 컬러

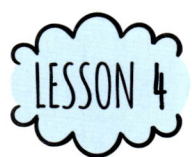
blue

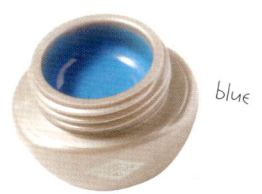
white

오리지널 컬러란

컬러젤은 섞어서 색을 만드는 것이 가능합니다. 파란색, 빨간색, 흰색, 노란색, 베이지, 검은색의 기본 6가지만 있으면 여러 가지 색을 만들 수 있기 때문에 컬러젤을 많이 살 필요가 없습니다. 자신만의 다양한 오리지널 컬러를 즐겨 보세요.

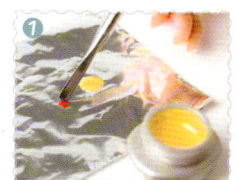

젤을 더해 섞는다
→ 40쪽

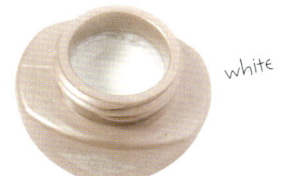
yellow

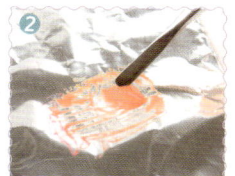
beige

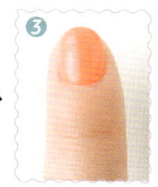
red

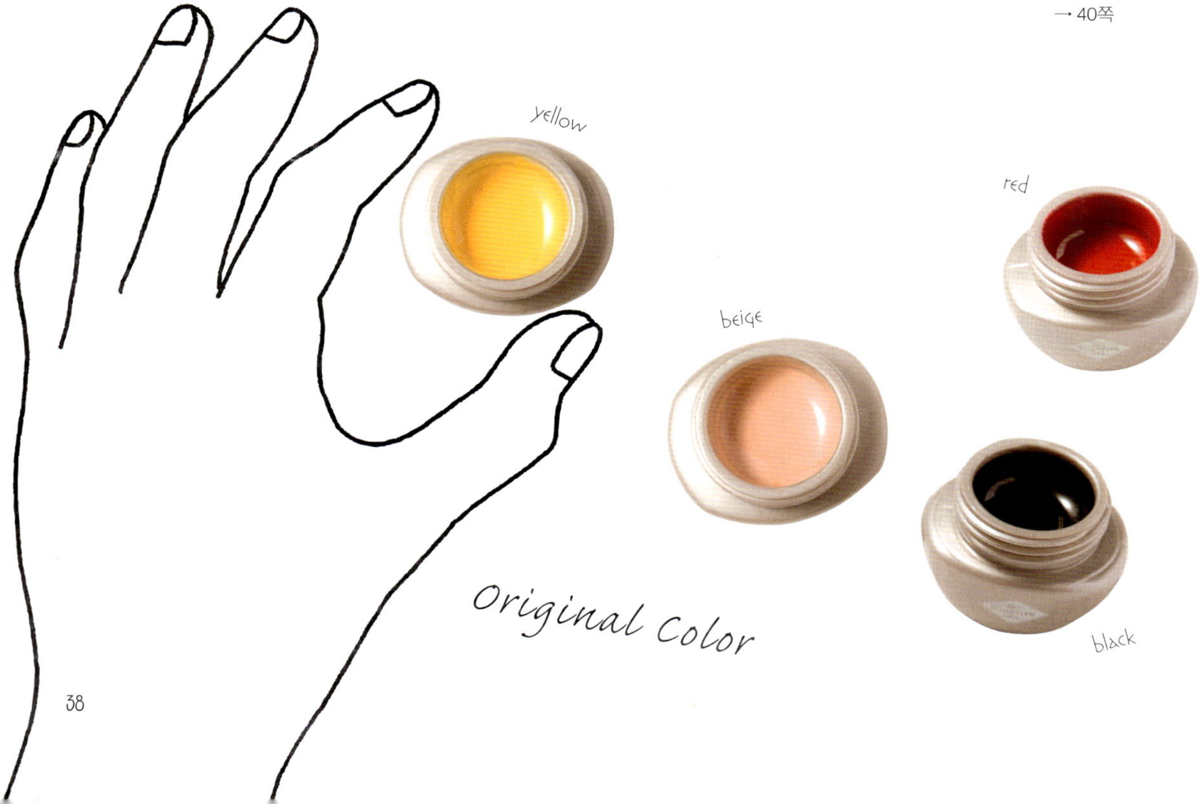

black

Original Color

오리지널 컬러를 사용한 아트

색을 조합하면 컬러도 디자인도 자유자재로 만들 수 있습니다.
배색 포인트는 엷은 색을 베이스로 해서 짙은 색을 조금씩 섞어 가는 것입니다.
짙은 색을 베이스로 할 때는 베이지를 섞으면 음영이 생깁니다.

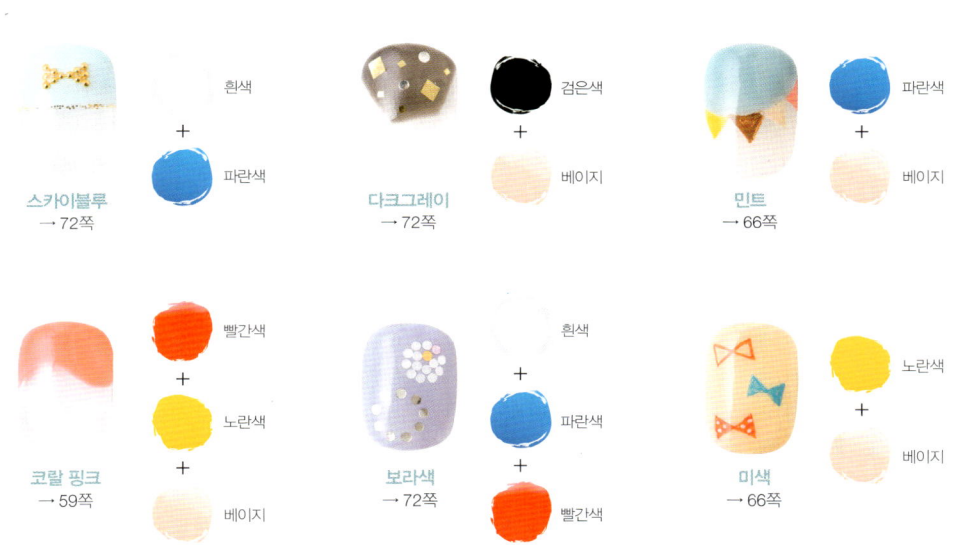

오리지널 컬러 보관 방법

만든 오리지널 컬러는 빛이 통하지 않는 케이스에 넣어 보관해 둘 수 있습니다.
단, 변질 · 변색 등의 위험이 있으므로 보존은 소량으로 하고 되도록이면 한 번에
다 사용하도록 합시다.

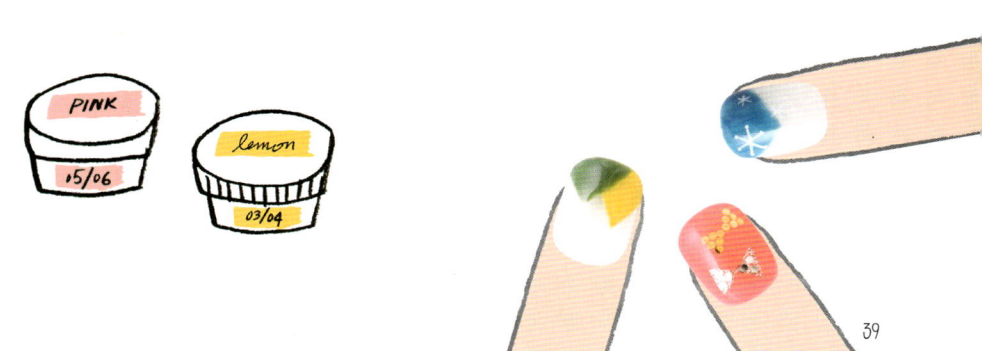

오리지널 컬러

기본 6색 중 노란색과 빨간색을 사용해 오렌지색을 만들어 보겠습니다. 작게 자른 알루미늄 포일 위에서 섞도록 하겠습니다.

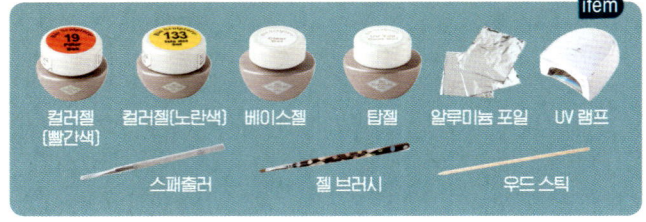

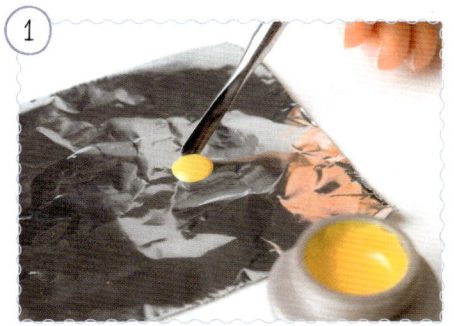

1 첫 번째 컬러젤을 뜬다
우선 스패출러로 노란색 컬러젤을 조금 떠서 알루미늄 포일 위에 올립니다. 스패출러가 없는 경우에는 이쑤시개를 사용합니다.

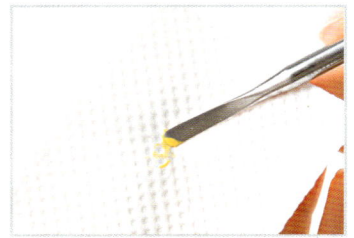

다른 색을 뜰 때는 키친타월로 첫 번째 젤을 닦아 냅시다.

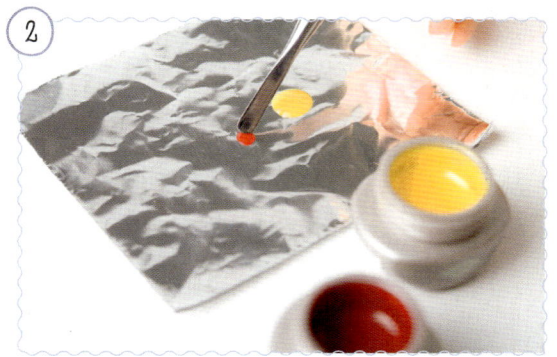

2 두 번째 컬러젤을 뜬다
오리지널 컬러를 만들 때는 엷은 색을 베이스로 해서 진한 색을 조금씩 섞는 것이 좋습니다. 특히 빨간색은 강한 색이기 때문에 소량만 덜어 알루미늄 포일 위에 올립니다.

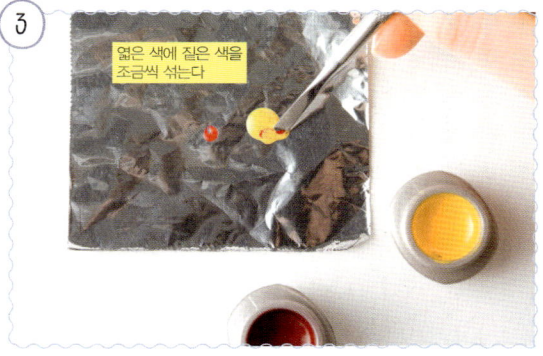

3 색을 섞는다
빨간색을 조금씩 더해 섞으면서 색을 조절해 갑니다.

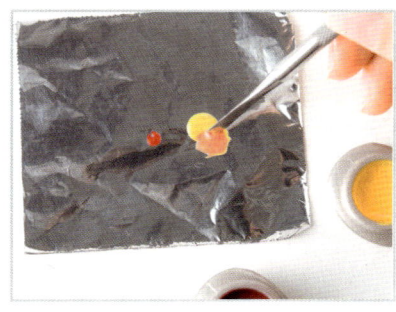
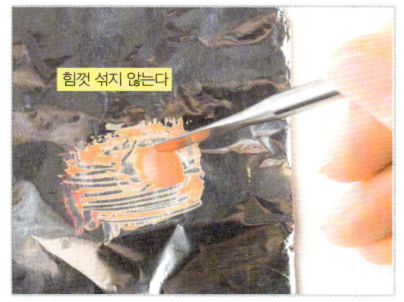

힘껏 섞지 않는다

원하는 오렌지색이 만들어졌다면 같은 색을 필요한 양만 만듭니다. 젤이 부족한 경우는 추가합니다.

잘 섞어서 완성. 이때도 세게 섞어서 기포가 생기지 않도록 주의합시다.

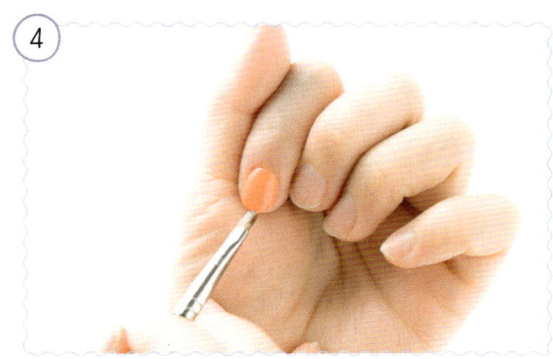

④

오리지널 컬러를 칠한다

베이스젤을 칠하고 경화시킨 다음 만들어 놓은 오리지널 컬러를 칠합니다. 컬러젤과 마찬가지로 두 번 칠하는 것이 기본입니다. 두 번 칠하고 경화시킨 후, 탑젤을 발라 경화시키고 미경화젤을 닦아내면 완성입니다.

완성 체크

◇ 색이 골고루 잘 발라져 있다.
◇ 기포가 생기지 않았고 표면이 매끄럽다.
◇ 원하던 색이 만들어졌다.

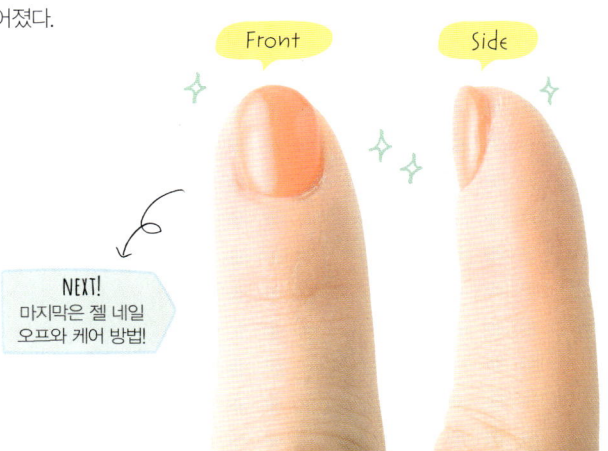

Front　　Side

NEXT!
마지막은 젤 네일 오프와 케어 방법!

젤은 같은 메이커를 사용해야 하나요?

다른 메이커를 섞어도 상관없지만 각자 메이커의 성질이 있기 때문에 잘 섞이지 않거나, 경화 시간이 달라 잘 경화되지 않는 경우도 있습니다. 가급적이면 같은 메이커의 젤을 사용하도록 합시다.

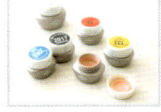

오리지널 컬러 레시피

배합을 조금만 바꿔도 또 새로운 색을 만들 수 있어요. 다음의 레시피를 기준으로 만들어 보세요.

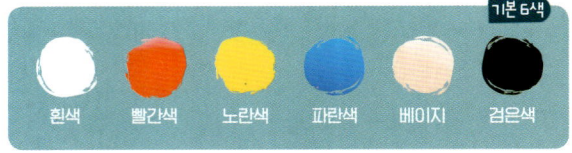

> 엷은 색을 베이스로 한 두 가지 색으로 만드는 오리지널 컬러

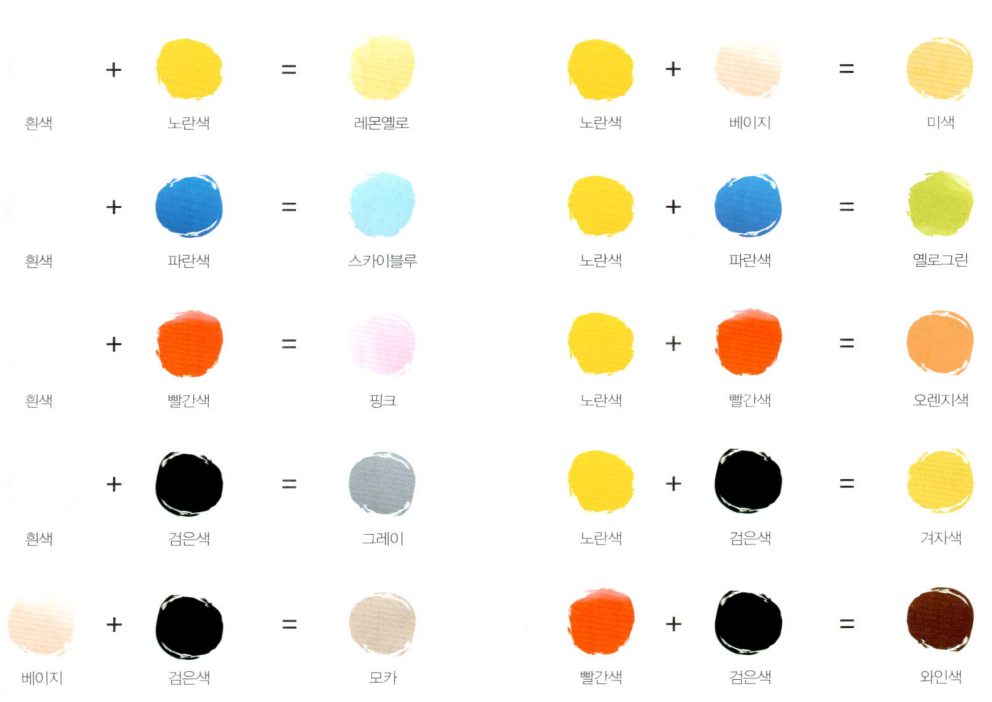

짙은 색을 베이스로 한 두 가지 색으로 만드는 오리지널 컬러

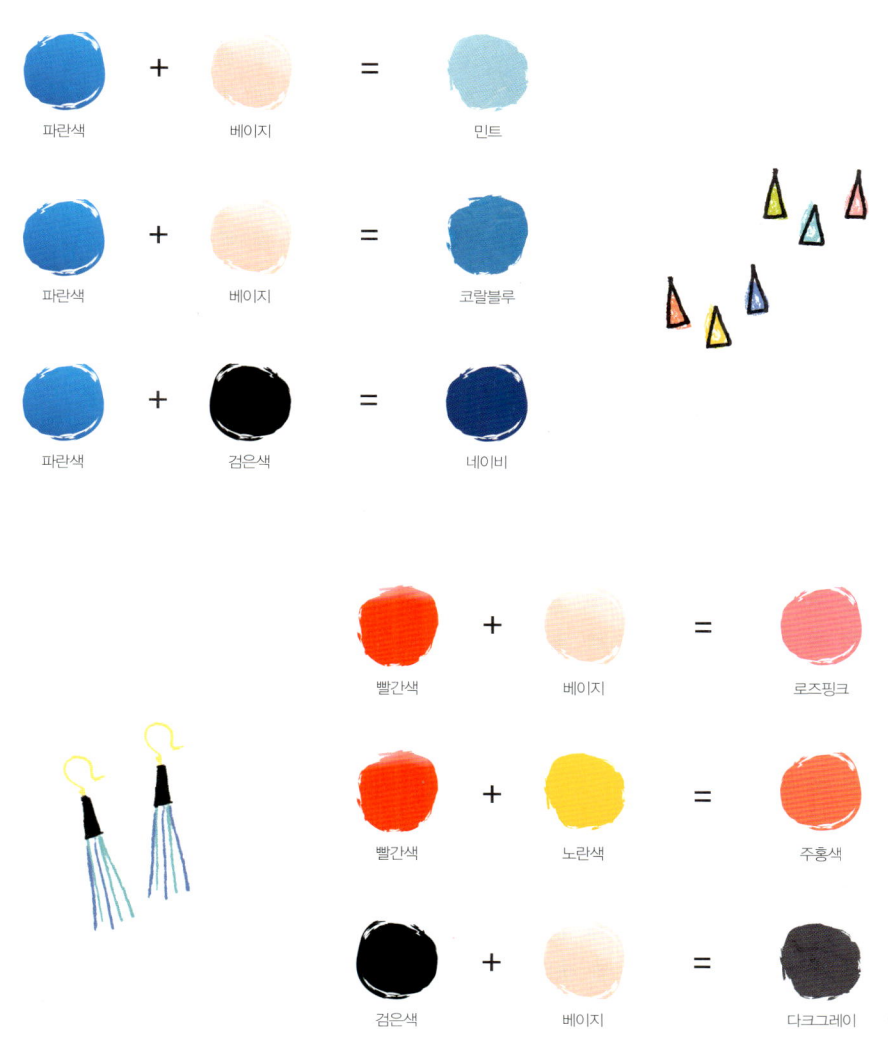

파란색 + 베이지 = 민트

파란색 + 베이지 = 코랄블루

파란색 + 검은색 = 네이비

빨간색 + 베이지 = 로즈핑크

빨간색 + 노란색 = 주홍색

검은색 + 베이지 = 다크그레이

엷은 색을 베이스로 한 세 가지 색으로 만드는 오리지널 컬러

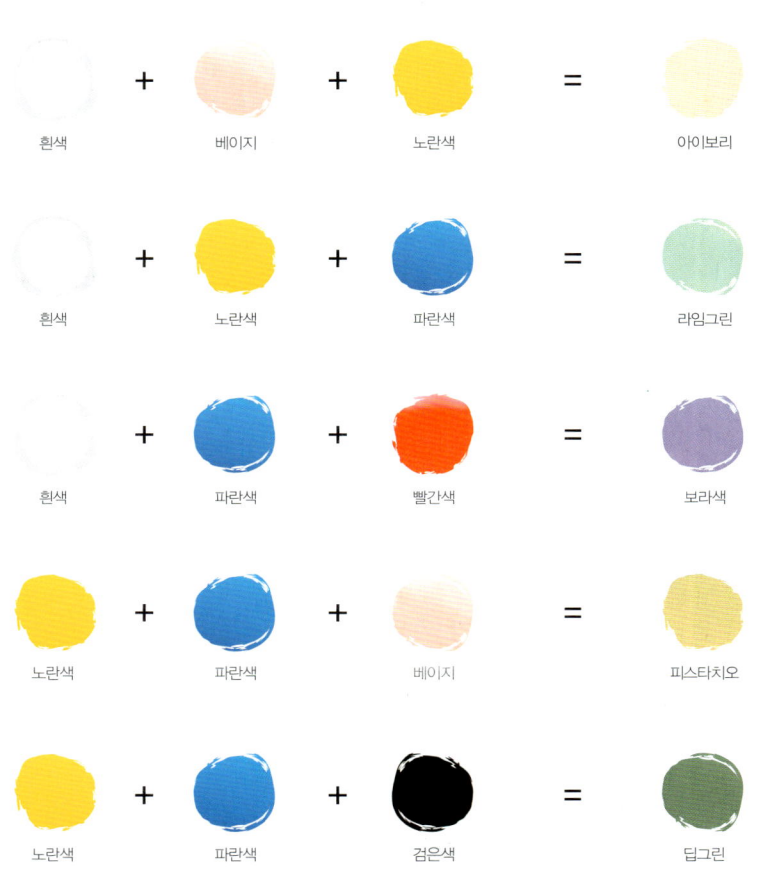

짙은 색을 베이스로 한 세 가지 색으로 만드는 오리지널 컬러

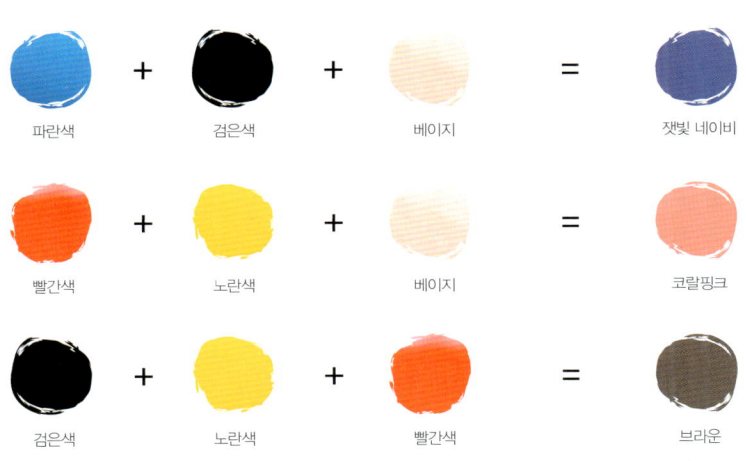

파란색 + 검은색 + 베이지	=	잿빛 네이비	
빨간색 + 노란색 + 베이지	=	코랄핑크	
검은색 + 노란색 + 빨간색	=	브라운	

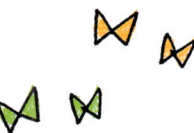

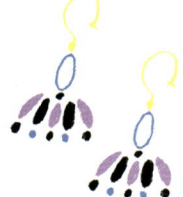

* 가장 왼쪽의 색을 베이스로 해서 만들도록 합니다.
  조금씩 색을 더해 조절해 주세요.

LESSON 5 젤 네일 오프하기

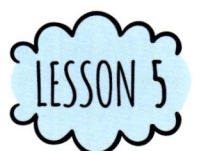

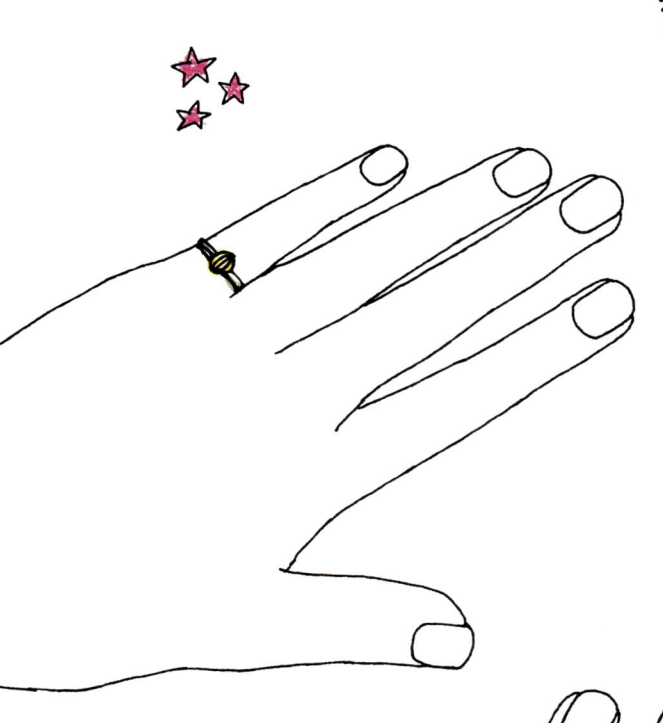

오프의 중요함

젤 네일을 오랫동안 즐기기 위해서는 건강한 손톱을 유지하는 것이 가장 중요합니다. 젤 네일은 길어야 한 달 정도 유지됩니다. 손톱이 자랐거나 리프팅된 경우에는 정해진 방법으로 가급적 빨리 제거합시다. 손톱의 상태를 재정비하는 것으로 다시 새로운 네일 아트를 즐길 수 있습니다.

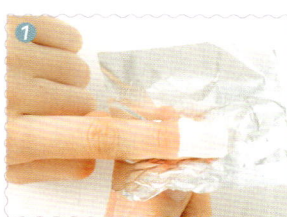

❶ 젤 네일 오프
리무버로 젤을 뜨게 한다
→ 48쪽

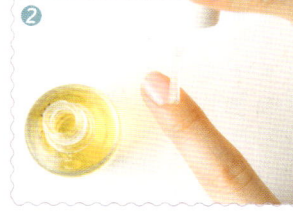

❷ 오프 후 네일 케어
젤 네일을 계속 하지 않는 경우 케어 방법
→ 50쪽

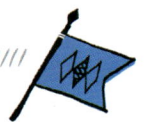

젤 네일 오프 시 주의할 점

오프 시 가장 주의해야 할 점은 손톱을 다치지 않게 하는 것입니다.
처음에는 시간을 들여 신중하게 제거하도록 해요.

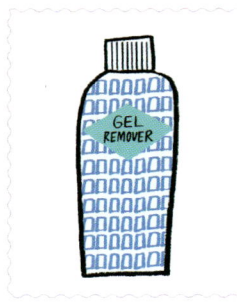

전용 리무버를 사용한다
소크 오프 젤(19쪽)의 경우는 아세톤이 들어간 젤 네일 전용 리무버를 사용합시다. 매니큐어에 사용하는 아세톤으로는 지울 수 없습니다.

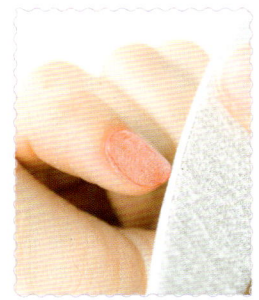

처음에는 상태를 보면서
익숙해질 때까지는 신중하게 합니다. 네일 표면에 상처를 내는 샌딩은 지나치게 하면 손톱을 다칠 수 있습니다.

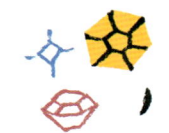
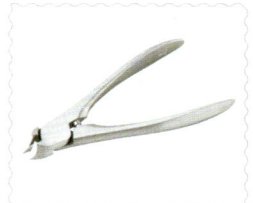

크기가 큰 파츠는 니퍼로
큰 파츠는 펜치 모양의 네일 니퍼를 사용해 떼어냅니다. 무리하게 떼어내려고 하면 안 돼요.

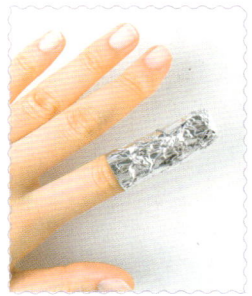

오래 방치하지 않는다
젤 리무버에는 아세톤이 함유되어 있어 피부를 건조시킬 수 있습니다. 10분 이상 침투시키지 않도록 합니다.

손톱의 리프팅과 곰팡이

리프팅이란 젤 네일의 끝이 떠서 벗겨지는 것을 말합니다. 리프팅된 부분으로 물이 들어가면 손톱에 곰팡이가 생기는 원인이 되기도 합니다. 바로 오프를 하거나 보수(148쪽)를 하도록 합니다.

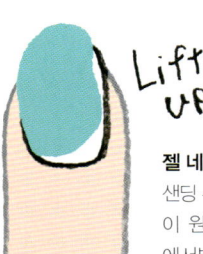

젤 네일 리프팅
샌딩 부족이나 튀어나온 젤 등이 원인. 손톱뿌리나 손톱 끝에서부터 벗겨지기 시작해 점점 넓어집니다.

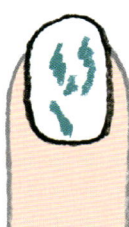

손톱 곰팡이 · 펑거스
손톱이 녹색으로 변하는 곰팡이가 생기는 원인은 세균류의 번식입니다. 펑거스가 생기면 젤 네일은 제거하고 손톱이 다시 날 때까지 아무것도 하지 않도록 합니다.

젤 네일 오프

오프는 손이 많이 가고 다소 시간이 걸리지만 손톱의 건강이나 다음 네일 아트를 즐기기 위해서 매우 중요한 과정입니다. 젤을 깎는 것이므로 신중하게 진행합니다.

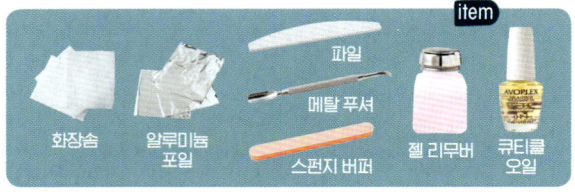

1

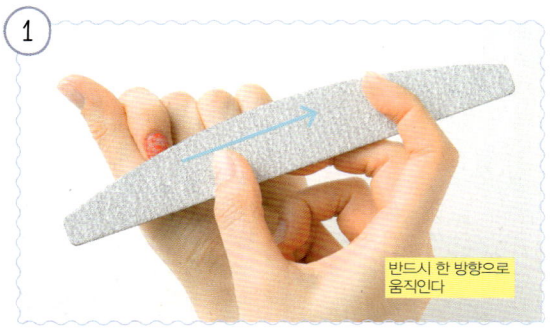

반드시 한 방향으로 움직인다

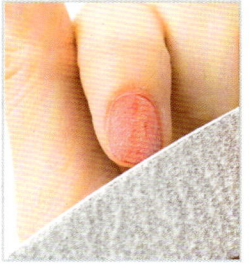

표면의 광택이 없어지고 전체가 뿌예질 정도까지 샌딩을 합니다.

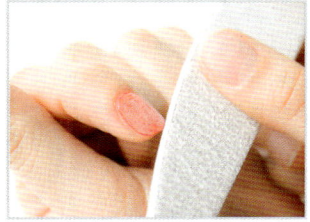

양옆과 손톱 끝도 확실히 샌딩을 합니다. 지나치게 갈아 손톱까지 갈지 않도록 주의합니다.

표면을 샌딩한다
100~180G 정도의 파일을 사용해 젤 네일의 표면을 샌딩합니다. 표면에 상처를 내는 샌딩에 의해 리무버가 스며들어 제거할 수 있는 상태가 됩니다. 반드시 한 방향으로 움직입니다. 왕복으로 움직이게 되면 마찰열로 손톱까지 상처를 낼 가능성이 있습니다.

2

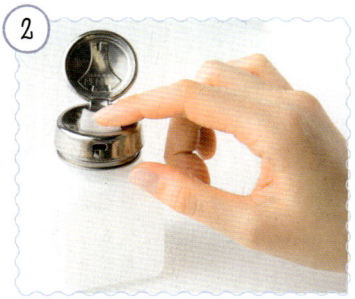

리무버를 묻힌다
손톱보다 조금 큰 화장솜에 젤 클리너를 흡수시킵니다.

3

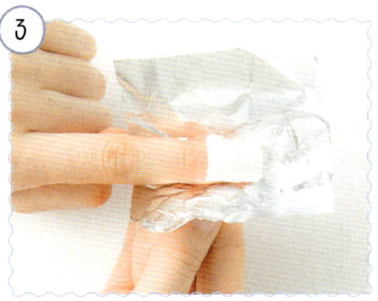

알루미늄 포일로 둘러 감싼다
손톱 위에 화장솜을 올리고 손가락의 반이 가려질 정도의 크기로 자른 알루미늄 포일을 아래에서 위로 둘러 감습니다. 감은 다음 알루미늄 포일을 쥐어 손가락에 꼭 맞추면 잘 빠지지 않습니다.

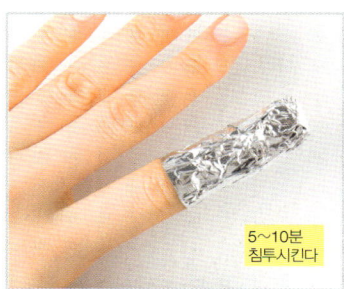

5~10분 침투시킨다

5~10분 정도 리무버를 침투시킵니다.

따뜻하게 하면 침투가 빨라요!

따뜻하면 리무버의 침투가 빨라지고 반대로 손가락이 차가우면 침투가 느려집니다. 타월 등으로 감싸 따뜻하게 하면 좋아요.

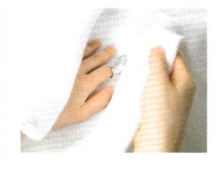

4

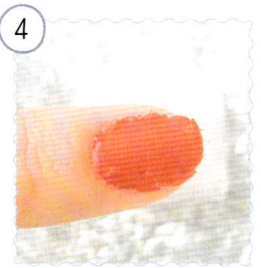

젤이 뜬 모습을 확인한다
알루미늄 포일을 벗기고 젤이 떴는지 확인합니다. 손으로 만졌을 때 부드러운 정도가 좋습니다.

5

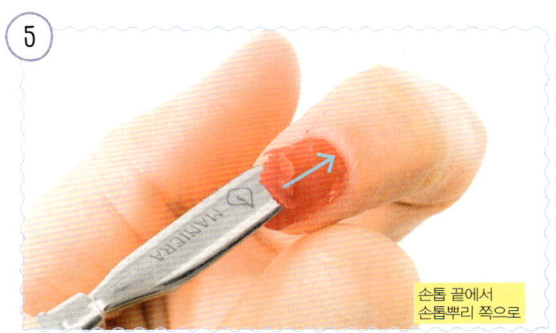

손톱 끝에서 손톱뿌리 쪽으로

메탈 푸셔로 오프한다
뜬 젤을 부드럽게 벗기듯 손톱 끝에서 손톱뿌리를 향해 메탈 푸셔로 들어 올립니다. 리무버가 제대로 침투했다면 힘을 살짝만 줘도 젤이 쉽게 벗겨집니다.

6

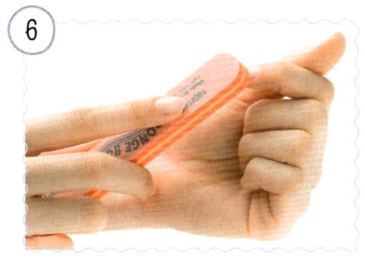

표면을 정돈한다
젤을 벗기고 표면에 얇게 남아 있는 젤을 스펀지 버퍼로 문질러 매끄럽게 정돈합니다.

7

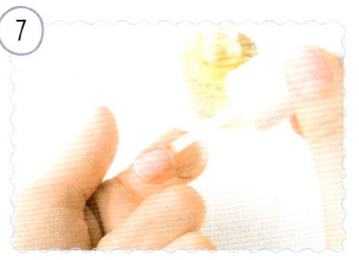

큐티클 오일로 보습한다
손톱뿌리에 큐티클 오일을 약간 묻혀 문지릅니다. 손톱 양옆의 틈까지 제대로 흡수시킵니다.

완성 체크

◇ 젤이 모두 제거되었다.
◇ 손톱에 상처가 나지 않았다.
◇ 제대로 보습시켰다.

Front   Side

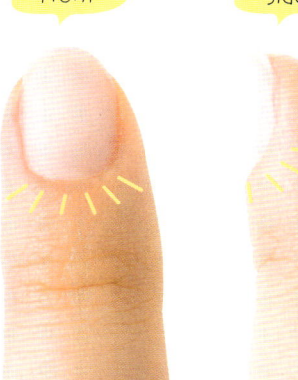

NEXT!
젤을 바르지 않을 거라면 케어로 넘어가요!

! 제대로 안 됐을 경우에는 한 번 더!

젤이 단단하게 굳어 제대로 오프되지 않았다면 한 번 더 리무버를 침투시킵니다. 무리하게 뜯어내려고 하지 말고 젤이 뜨지 않았다면 이 과정을 계속 반복합니다.

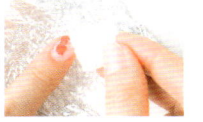

HOW TO

오프 후 네일 케어

제거한 후에도 손톱의 건강한 상태를 유지해야 합니다. 그래야 다음 젤 네일도 트러블 없이 즐길 수 있어요.

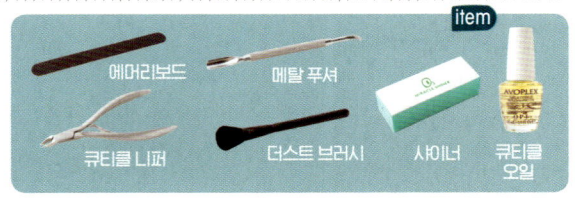

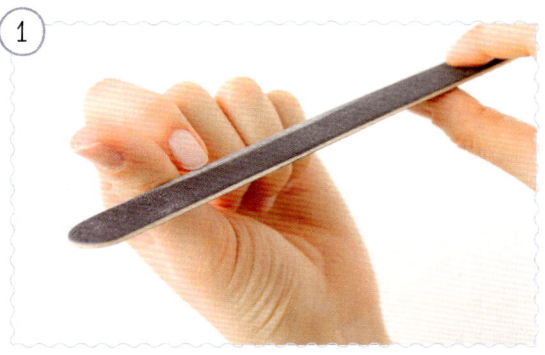

1

손톱의 길이를 정돈한다
프리퍼레이션과 같은 방법으로 파일로 손톱의 길이를 정돈합니다(24쪽 참조).

2

큐티클을 정리한다
큐티클이 있으면 메탈 푸셔와 큐티클 니퍼로 깨끗하게 제거합니다(26쪽 참조). 이때 스펀지 버퍼로 샌딩할 필요는 없습니다.

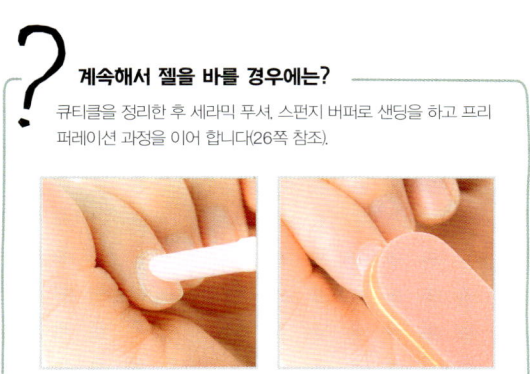

? 계속해서 젤을 바를 경우에는?
큐티클을 정리한 후 세라믹 푸셔, 스펀지 버퍼로 샌딩을 하고 프리퍼레이션 과정을 이어 합니다(26쪽 참조).

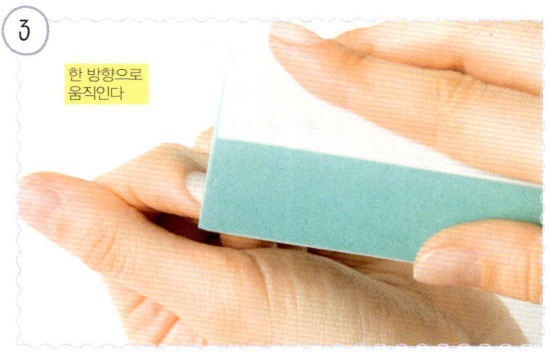

3

한 방향으로 움직인다

샤이너로 문지른다(버핑)
여기에서는 두 면이 있는 샤이너를 사용하고 있습니다. 한쪽 면으로 손톱 표면을 매끄럽게 문지릅니다. 손톱의 둥근 모양에 맞춰 한 방향으로 움직입니다.

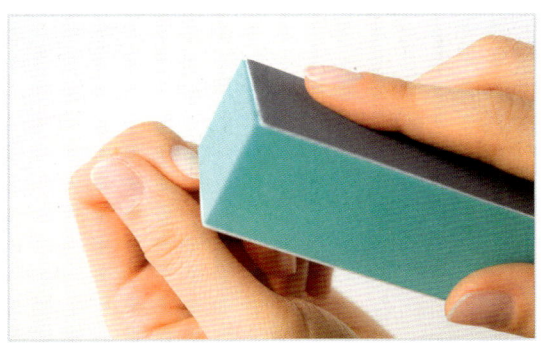

나머지 한쪽 면으로 표면에 광택을 냅니다. 샤이너는 손톱을 깎아 광택을 내는 것입니다. 지나치게 문지르지 않도록 주의합시다.

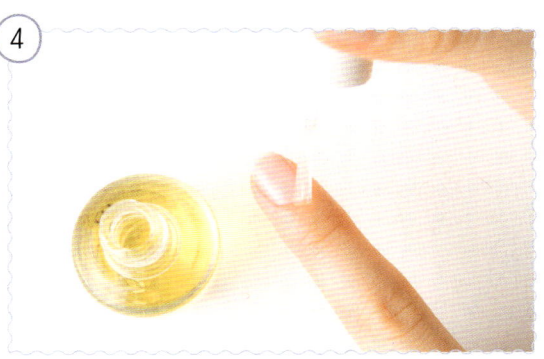

큐티클 오일로 보습한다

네일 매트릭스에 오일을 올리고 손톱 끝까지 퍼지게 합니다. 손톱 양 옆의 틈과 손톱뿌리도 손가락으로 덧그리듯 문질러 흡수시킵니다.

? 버핑이란?

버핑이란 스펀지 버퍼나 샤이너를 사용해 손톱의 표면을 문지르는 것을 말합니다. 너무 자주하면 손톱이 얇아질 수도 있으므로 한 달에 한 번 정도가 적당합니다. 참고로 샌딩은 스펀지 버퍼나 세라믹 푸셔로 손톱에 상처를 내서 젤이 잘 밀착하도록 하기 위한 과정(28쪽 참조)을 말합니다.

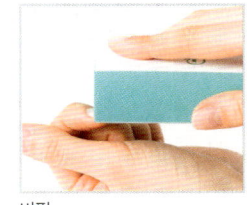

버핑

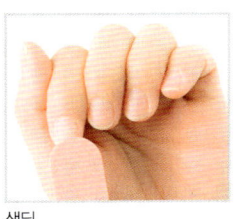

샌딩

완성 체크

◇ 손톱의 표면이 매끄럽고 광택이 난다.
◇ 손톱의 길이와 모양이 정돈되어 있다.
◇ 큐티클이 없다.

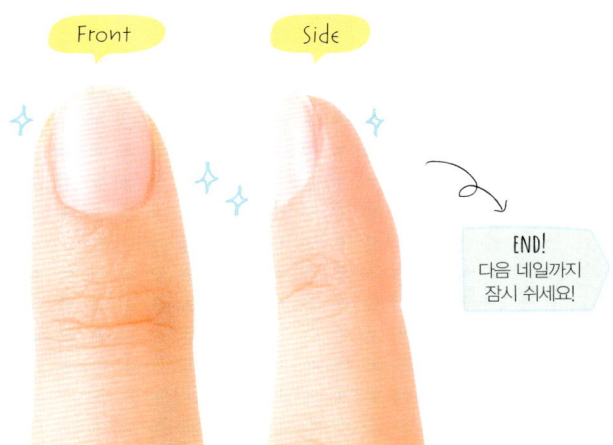

Front　　Side

END!
다음 네일까지 잠시 쉬세요!

Culumn 1 : 아트에 필요한 다양한 도구

다음 챕터에서는 네일 아트를 즐기기 위한 테크닉을 소개할 거예요.
그 전에 네일 아트에 필요한 도구를 체크해 봅시다.

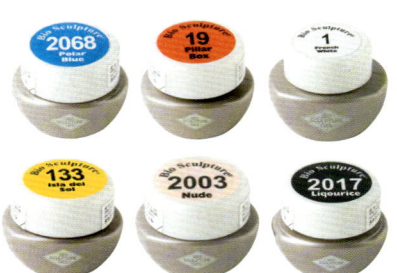

6색의 기본 컬러젤

오리지널 컬러(40쪽)에서 소개한 '파란색, 빨간색, 흰색, 노란색, 베이지, 검은색'의 6색 컬러젤입니다. 이 6개의 색만 있으면 어떤 컬러풀한 아트도 즐길 수 있어요.

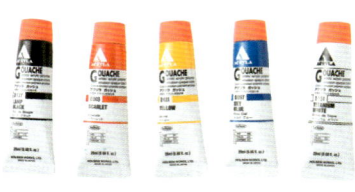

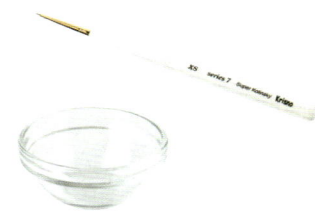

아트 브러시, 아크릴 물감, 물통

아크릴 물감을 사용한 아트(63쪽)에 필요한 도구입니다. 아크릴 물감은 물에 적시기 때문에 젤 브러시 이외의 브러시가 하나 더 필요합니다. 얇은 선을 그릴 수 있는 아트 브러시가 있으면 좋겠지요. 아크릴 물감도 기본 6색이 있으면 다양한 색을 섞어 만들 수 있어요.

우드 스틱
작은 아트 파츠를 집을 때 편리합니다. 홀로그램 같은 것은 손에 붙으면 잘 떨어지지 않는데, 우드 스틱의 끝에 베이스젤을 조금 묻히면 쉽게 집을 수 있습니다.

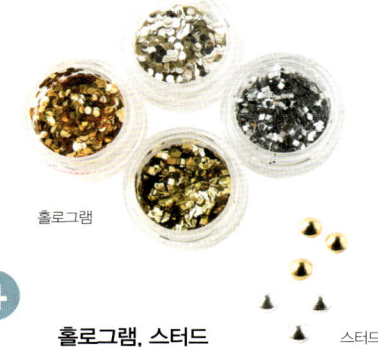

홀로그램

스터드

홀로그램, 스터드
홀로그램은 작은 필름 상태의 아트 파츠를 말하며 빛을 받으면 반짝반짝 반사합니다. 스터드는 작은 철과 같은 파츠입니다. 홀로그램도 스터드도 다양한 모양이 있으니, 아트에 어울리는 재료를 구분해 사용하도록 합니다.

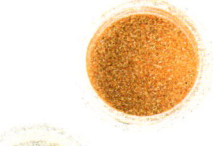

글리터
반짝반짝 빛나는 가루 형태의 파우더를 말합니다. 다양한 색과 종류가 있으며 이 책에서는 베이스젤과 섞어 젤 상태로 만들어 사용하고 있습니다.

그 외의 아트 파츠
자개나 스톤 등 그 외에도 많은 파츠가 있습니다. 다양한 아트 파츠 아이디어를 Column 4(120쪽)에서도 소개하고 있습니다.

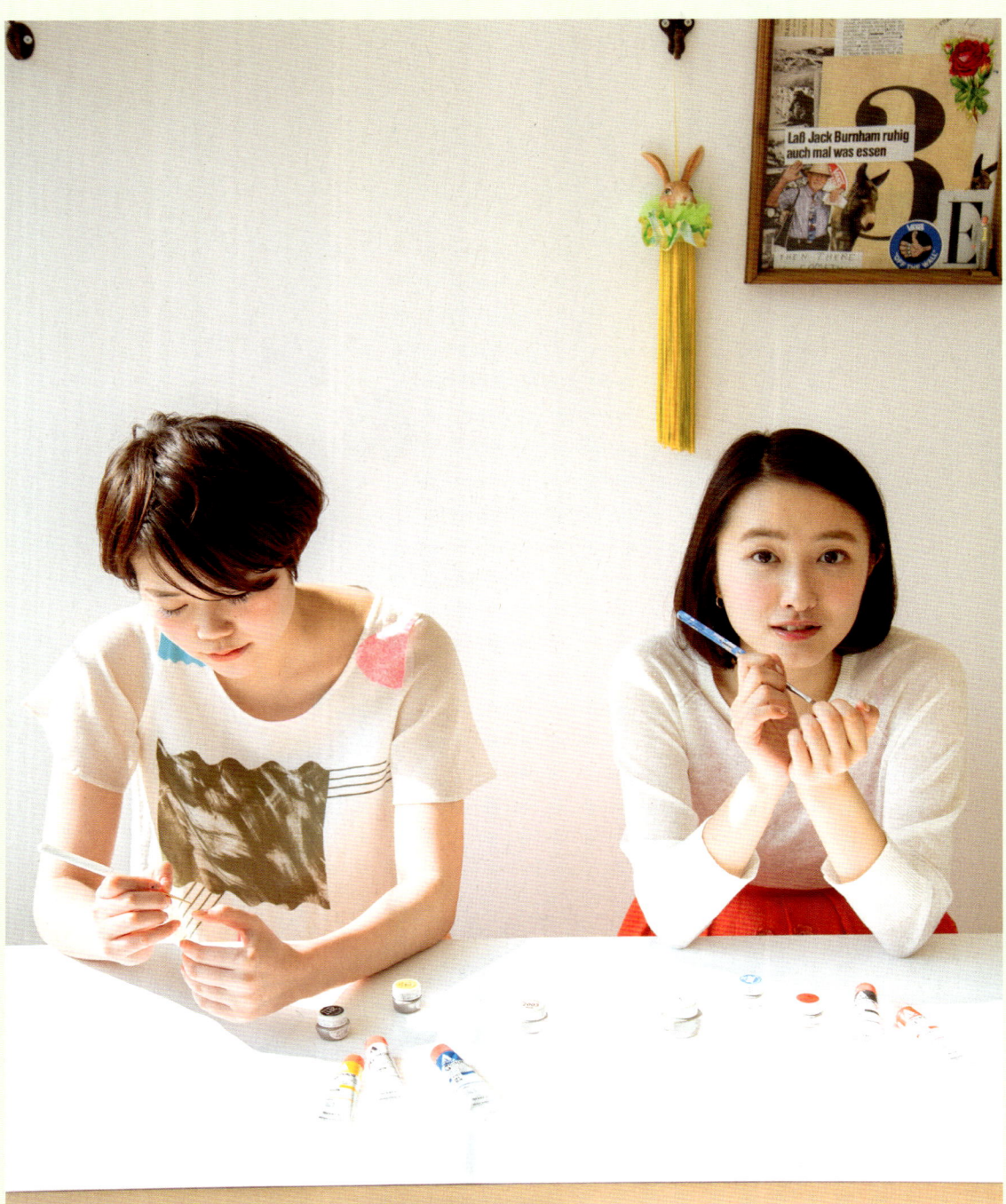

CHAPTER 2
젤 네일
아트 테크닉
SHORT NAIL ART

TECHNIQUE 1 프렌치 네일 아트
TECHNIQUE 2 아크릴 물감 아트
TECHNIQUE 3 아트 파츠를 사용한 아트

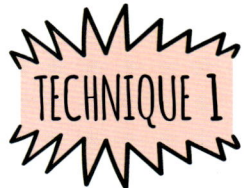

TECHNIQUE 1 프렌치 네일 아트

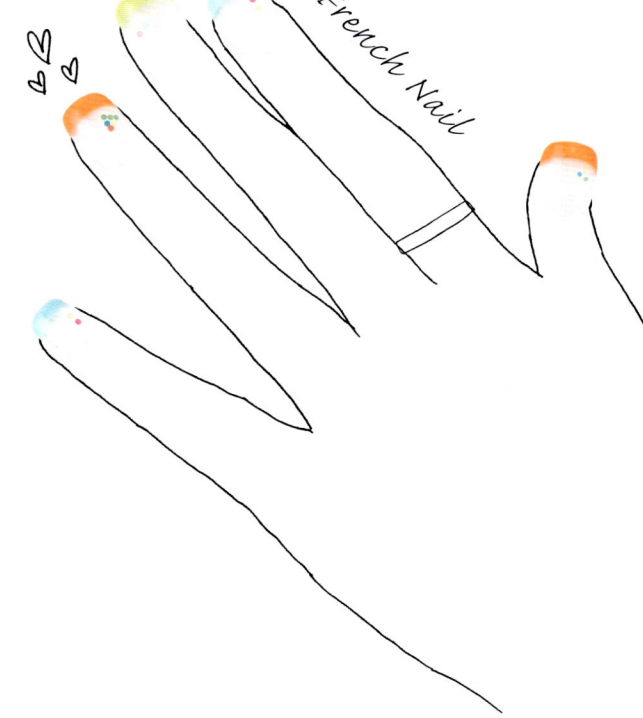

프렌치 네일이란

베이스젤을 바른 상태에서 손톱의 끝 부분에만
컬러젤을 칠하는 아트로,
네일 아트의 가장 기본이 되는 디자인입니다.
이 책에서 소개하는 프렌치 네일은 조금 달라요.
짧은 손톱에 딱 어울리는 디자인들만 모아 놓았거든요.

Basic
프렌치 디자인의 기본

Start

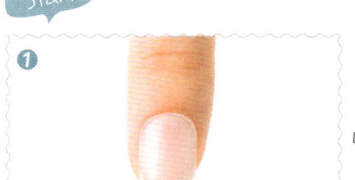

❶ 프리퍼레이션, 베이스젤을 칠하고 경화시킨 상태입니다.

⇨

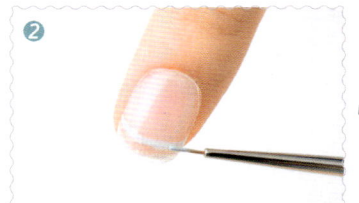

❷ 짧은 손톱의 경우 프렌치 라인은 프리 에지보다 안으로 넣습니다. 세필 브러시를 사용해 프렌치 라인을 그립니다.

⇨

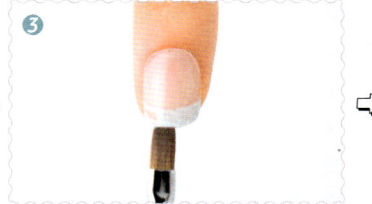

❸ 스퀘어 브러시로 프렌치를 칠합니다. 손톱 끝을 향해 세로 방향으로 브러시를 움직입니다.

⇨

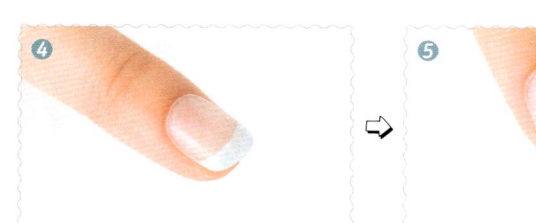
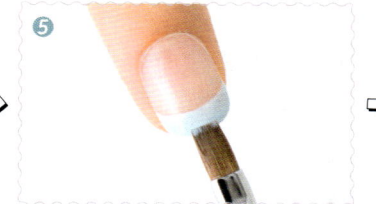
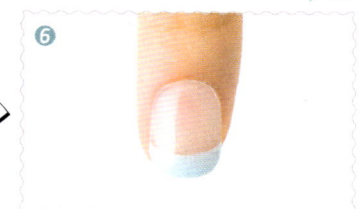

양옆도 확실히 칠한 다음 한 번 경화시킵니다.

두 번째 칠을 하고 다시 경화시킵니다.

마지막으로 탑젤을 바르고 경화시킵니다. 미경화젤을 닦아 내면 완성입니다.

사용 아이템 : 베이스젤, 컬러젤/스카이블루(흰색+파란색), 탑젤, 젤브러시

 프렌치 네일을 마음대로 변형해도 될까요?

프렌치 라인을 밑으로 늘어뜨리거나 일러스트를 그리는 등 정해진 프렌치의 이미지에 얽매이지 말고 다양한 아이디어를 펼쳐 보세요. 베이스를 컬러젤로 칠하는 것도 귀엽겠죠?

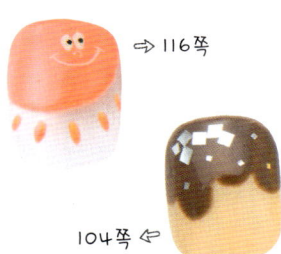

⇨ 116쪽

104쪽 ⇦

심플한 프렌치 네일에 도전

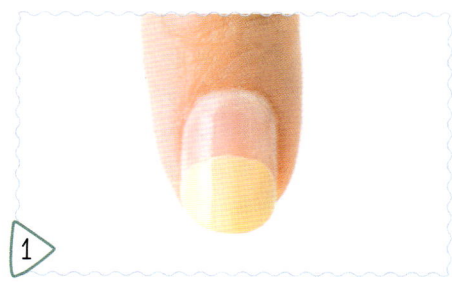

1

둥근 프렌치

베이직한 프렌치와는 반대로 곡선이 있는 프렌치 라인을 그립니다. 라인은 좌우대칭이 되도록 주의합시다. 젤이 튀어나오지 않도록 주의하며 프렌치를 두 번 칠해 경화시킵니다.

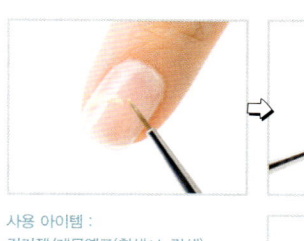

사용 아이템 :
컬러젤/레몬옐로(흰색+노란색)

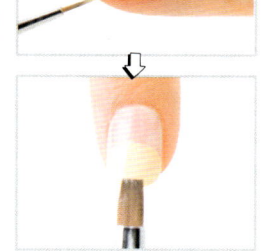

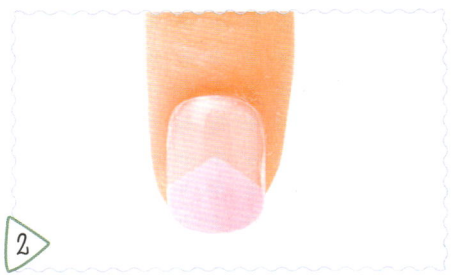

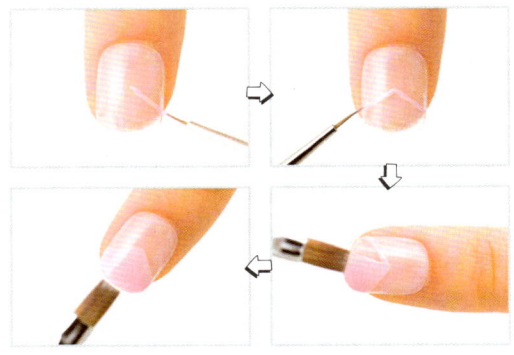

② 삼각 프렌치

삼각의 꼭짓점 위치를 정하고 양 사이드로 선을 긋습니다. 꼭짓점 부분은 브러시를 조금 눕혀서 칠하면 튀어나오지 않습니다. 프렌치를 두 번 칠하고 경화시킵니다.

사용 아이템 : 컬러젤/핑크(흰색+빨간색)

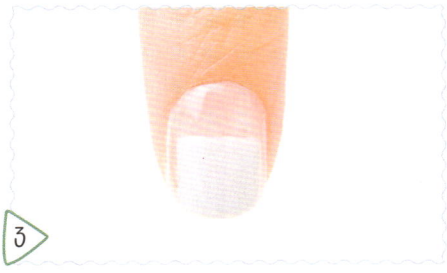

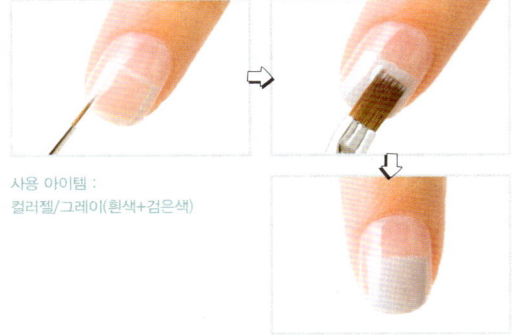

③ 사각 프렌치

사각 라인을 긋고 프렌치를 두 번 칠해 경화시킵니다. 각은 스퀘어 브러시의 각에 맞추듯 칠하면 됩니다.

사용 아이템 :
컬러젤/그레이(흰색+검은색)

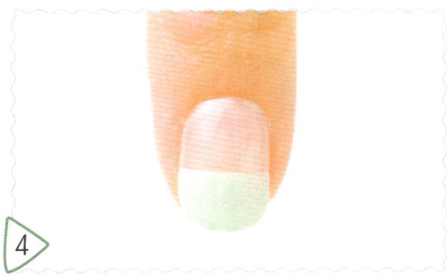

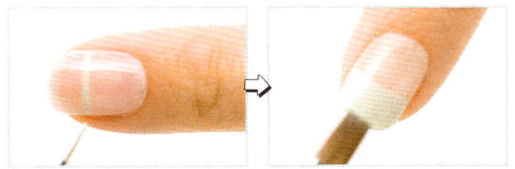

사용 아이템 : 컬러젤/라임그린(흰색+노란색+파란색)

④ 직선 프렌치

직선을 긋습니다. 이때 손가락을 가로로 눕히고 세로로 선을 그으면 쉽게 그릴 수 있습니다. 프렌치를 두 번 칠하고 경화시킵니다.

* 프리퍼레이션을 하고 베이스젤을 칠한 다음 경화시키고 나서 아트를 시작해 주세요. 마지막으로 탑젤을 바르고 경화시킨 후 미경화젤을 닦아 내면 완성입니다.
* '두 번 칠하고 경화'라고 표기한 경우는 한 번 칠하고 경화, 두 번 칠하고 다시 경화하는 것을 말합니다.

다양한 프렌치에 도전

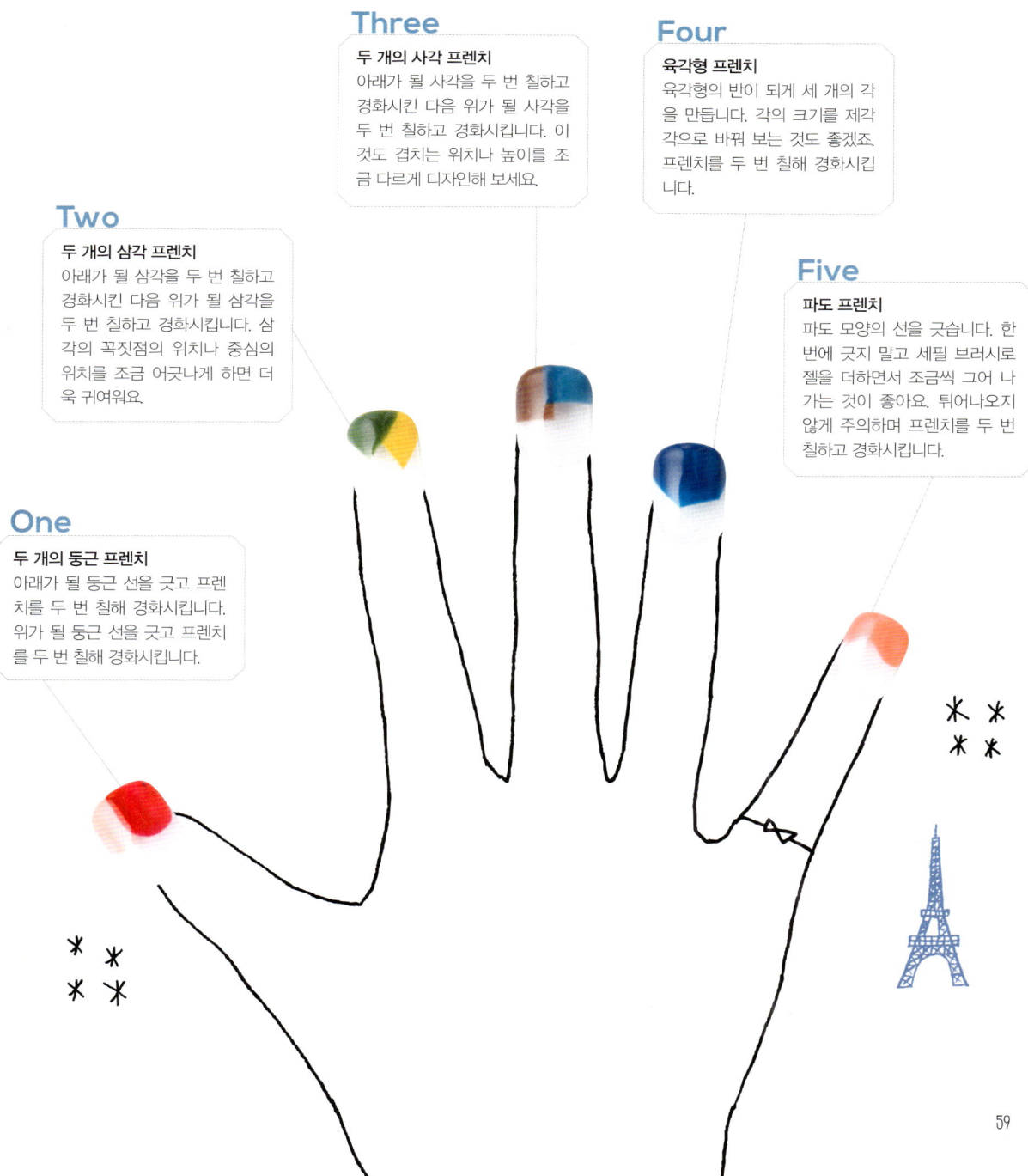

Three
두 개의 사각 프렌치
아래가 될 사각을 두 번 칠하고 경화시킨 다음 위가 될 사각을 두 번 칠하고 경화시킵니다. 이것도 겹치는 위치나 높이를 조금 다르게 디자인해 보세요.

Four
육각형 프렌치
육각형의 반이 되게 세 개의 각을 만듭니다. 각의 크기를 제각각으로 바꿔 보는 것도 좋겠죠. 프렌치를 두 번 칠해 경화시킵니다.

Two
두 개의 삼각 프렌치
아래가 될 삼각을 두 번 칠하고 경화시킨 다음 위가 될 삼각을 두 번 칠하고 경화시킵니다. 삼각의 꼭짓점의 위치나 중심의 위치를 조금 어긋나게 하면 더욱 귀여워요.

Five
파도 프렌치
파도 모양의 선을 긋습니다. 한 번에 긋지 말고 세필 브러시로 젤을 더하면서 조금씩 그어 나가는 것이 좋아요. 튀어나오지 않게 주의하며 프렌치를 두 번 칠하고 경화시킵니다.

One
두 개의 둥근 프렌치
아래가 될 둥근 선을 긋고 프렌치를 두 번 칠해 경화시킵니다. 위가 될 둥근 선을 긋고 프렌치를 두 번 칠해 경화시킵니다.

HOW TO MAKE

One 두 개의 둥근 프렌치

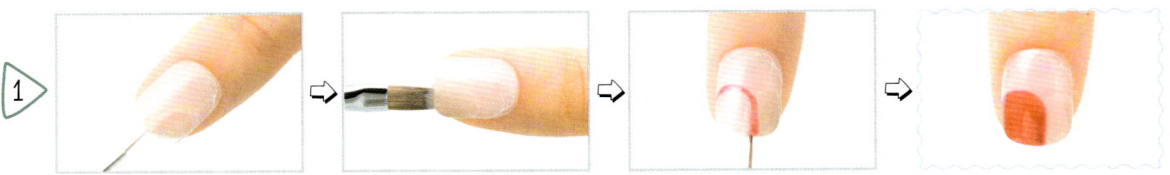

사용 아이템 : 컬러젤/모카(베이지+검은색), 와인색(빨간색+검은색)

Two 두 개의 삼각 프렌치

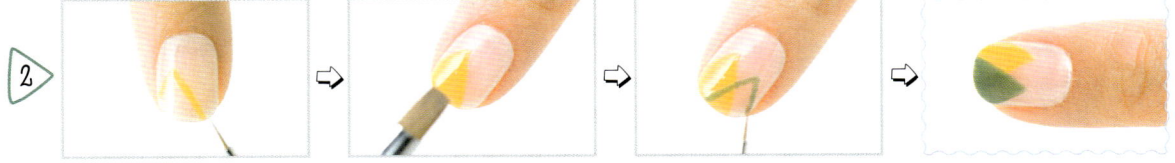

사용 아이템 : 컬러젤/겨자색(노란색+검은색), 딥그린(노란색+파란색+검은색)

Three 두 개의 사각 프렌치

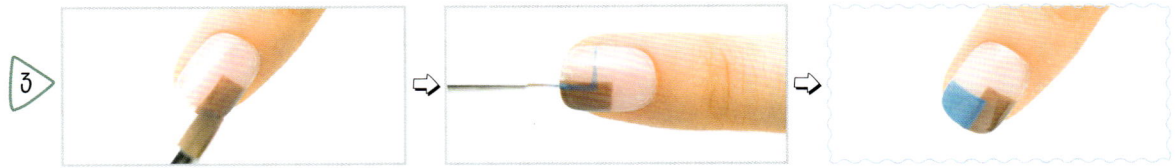

사용 아이템 : 컬러젤/브라운(검은색+노란색+빨간색), 잿빛 네이비(파란색+검은색+베이지)

Four 육각형 프렌치

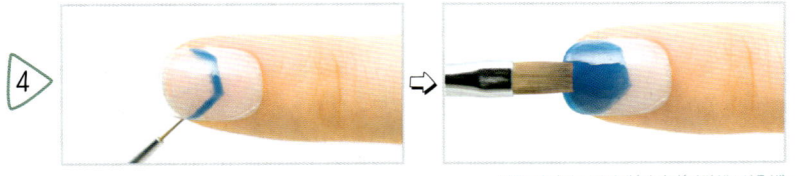

사용 아이템 : 컬러젤/네이비(파란색+검은색)

* 프리퍼레이션을 하고 베이스젤을 칠한 다음 경화시키고 나서 아트를 시작해 주세요. 마지막으로 탑젤을 바르고 경화시킨 후 미경화젤을 닦아 내면 완성입니다.
* '두 번 칠하고 경화'라고 표기한 경우는 한 번 칠하고 경화, 두 번 칠하고 다시 경화하는 것을 말합니다.

Five 파도 프렌치

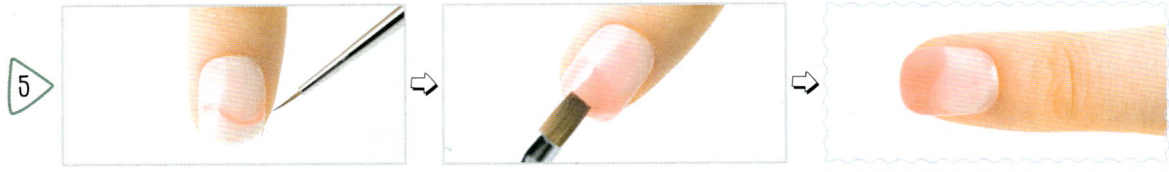

사용 아이템 : 컬러젤/코랄핑크(빨간색+노란색+베이지)

좀 더 다양한 프렌치에 도전

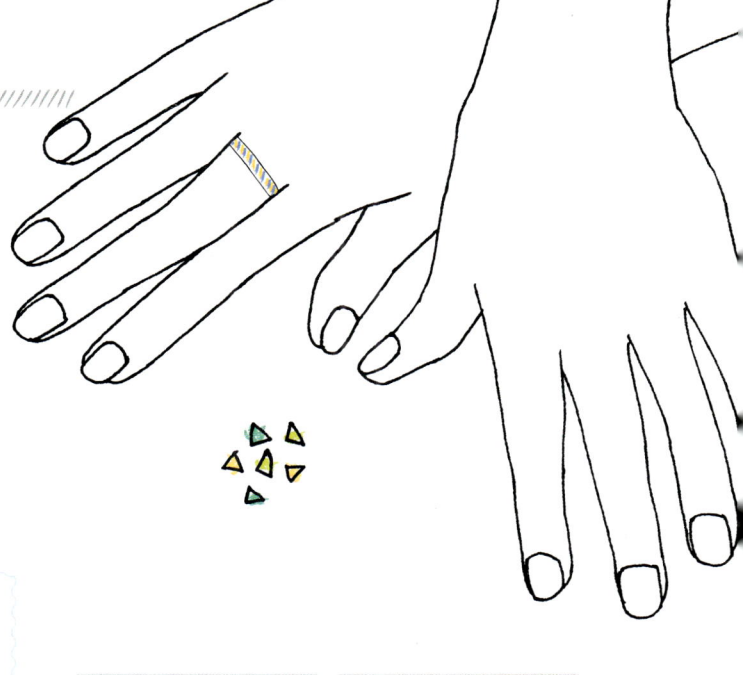

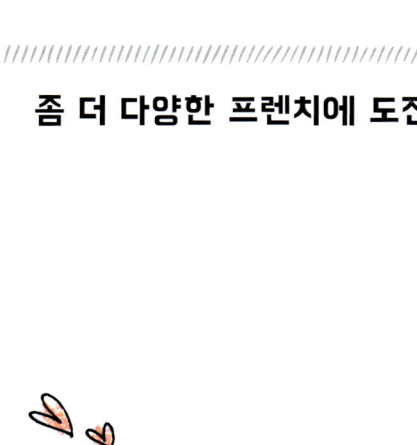

1 말풍선 프렌치
둥근 프렌치를 그리는 느낌으로 선을 긋고, 말풍선의 끝을 뾰족하게 합니다. 프렌치를 두 번 칠하고 경화시킵니다.

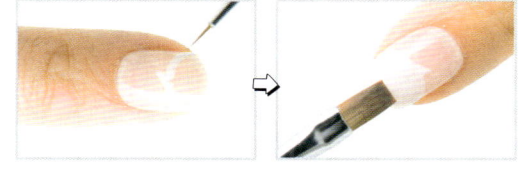

사용 아이템 : 컬러젤/흰색

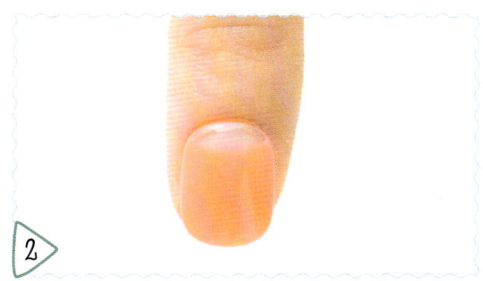

2 루눌라 프렌치
루눌라(손톱뿌리의 하얀 부분)를 칠하지 않고 남겨 두는 디자인입니다. 루눌라(반달)를 이미지화하여 선을 긋고 손톱뿌리부터 손톱 끝까지 프렌치를 두 번 칠하고 경화시킵니다.

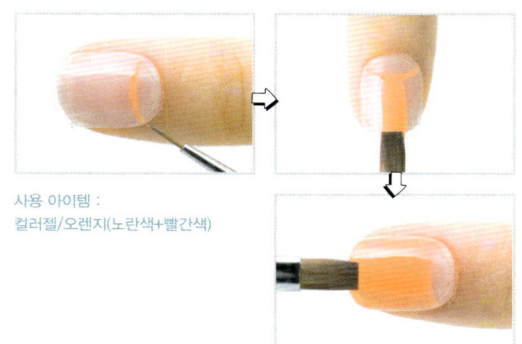

사용 아이템 :
컬러젤/오렌지(노란색+빨간색)

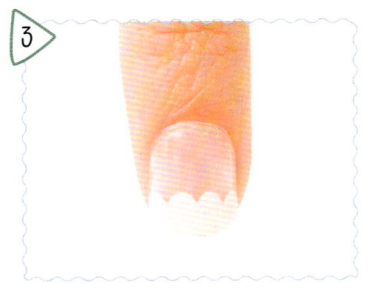

사용 아이템 : 컬러젤/오프화이트(흰색+베이지)

구름 모양 프렌치

구름을 그리듯 계속하여 둥글게 그리면 되는데, 둥근 모양끼리 서로 붙지 않도록 되도록 깊고 간격이 벌어지게 선을 긋습니다. 프렌치를 칠할 때에도 튀어나오지 않도록 주의합시다. 골고루 칠해지도록 브러시는 가급적 세로로 움직여 주세요. 두 번 칠하고 경화시킵니다.

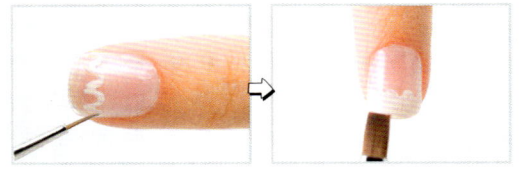

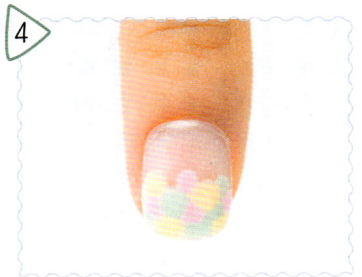

컬러젤/레몬옐로(흰색+노란색), 라임그린(흰색+노란색+파란색), 핑크(흰색+빨간색)

도트 프렌치

점을 여러 개 그려 프렌치 네일을 만드는 디자인입니다. 처음에는 레몬옐로로 점을 찍습니다. 몇 가지 색을 사용할지를 생각하여 같은 색이 옆으로 오지 않도록 그립니다. 다음으로 라임그린, 핑크를 찍고 프렌치 모양을 만듭니다. 이때 바로 경화시키지 않고 잠시 그대로 둡니다. 젤이 자연스럽게 움직이면서 점들이 이어지는 모양새가 만들어집니다. 조금 두껍게 점을 찍은 다음 경화시키면 완성입니다. 여기에서는 두 번 칠하지 않습니다.

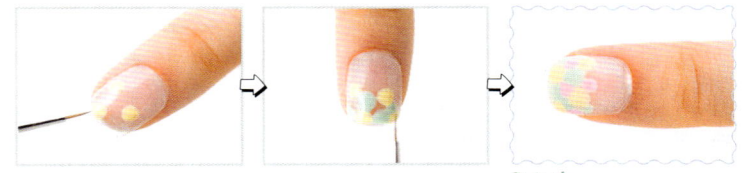

Point!
바로 경화시키지 않고 도트가 서로 이어질 때까지 기다립니다.

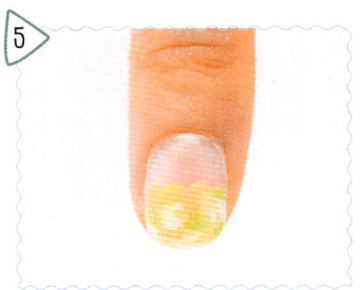

사용 아이템 : 컬러젤/아이보리(흰색+베이지+노란색), 미색(노란색+베이지), 옐로그린(노란색+파란색)

마블 프렌치

여러 가지 색을 브러시로 조금씩 섞어 마블 무늬로 만드는 테크닉입니다. 아이보리, 미색, 옐로그린을 같은 색이 옆으로 오지 않도록 밸런스를 맞춰가며 그립니다. 가운데부터 세필 브러시로 적당히 섞습니다. 규칙적으로 섞지 않고 불규칙적으로 그리며, 지나치게 섞지 않도록 주의하세요. 마블 모양이 그려지면 경화시켜 완성합니다.

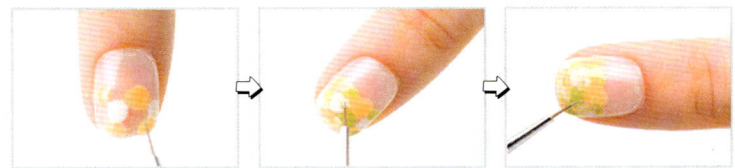

* 프리퍼레이션을 하고 베이스젤을 칠한 다음 경화시키고 나서 아트를 시작해 주세요. 마지막으로 탑젤을 바르고 경화시킨 후 미경화젤을 닦아 내면 완성입니다.

* '두 번 칠하고 경화'라고 표기한 경우는 한 번 칠하고 경화, 두 번 칠하고 다시 경화하는 것을 말합니다.

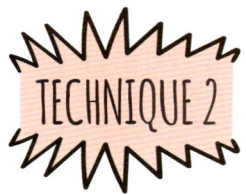

아크릴 물감 아트

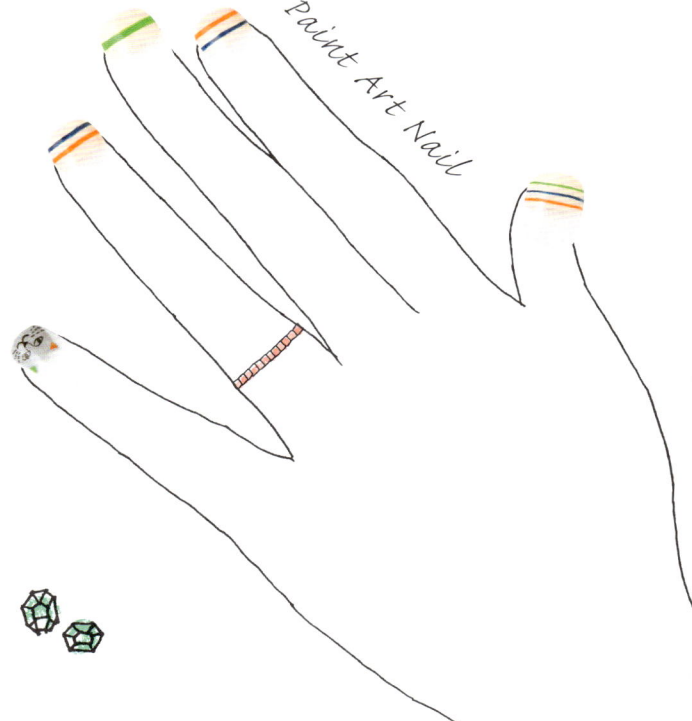

아크릴 아트란

불투명하고 물에 강한 아크릴 물감을 사용해
선을 긋거나 일러스트를 그리는 아트입니다.
네일 플레이트를 작은 캔버스라 생각하고
글자를 쓰거나 캐릭터를 그려 보세요.
짧은 손톱이 아니면 할 수 없는 디자인을 즐길 수 있습니다.

Basic
보더 아트의 기본

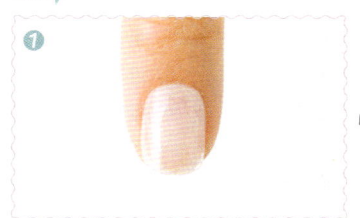

❶ 프리퍼레이션을 하고 베이스젤을 칠한 후 경화시킨 상태입니다.

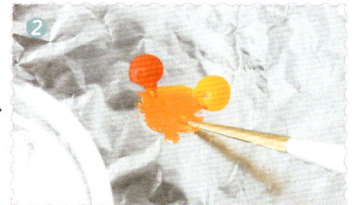

❷ 알루미늄 포일 위에 빨간색과 노란색의 아크릴 물감을 조금 덜어낸 다음 섞어서 오렌지색을 만듭니다. 아트 브러시에 물을 조금 묻혀 색이 엷어지도록 섞으면 물감이 잘 퍼져 바르기 쉬워집니다.

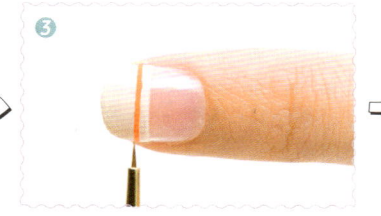

❸ 두 번 바르고 경화시킨 후 프렌치 위에 가로줄을 긋습니다. 손가락을 옆으로 눕혀서 선을 세로로 그으면 직선을 그리기 쉽습니다.

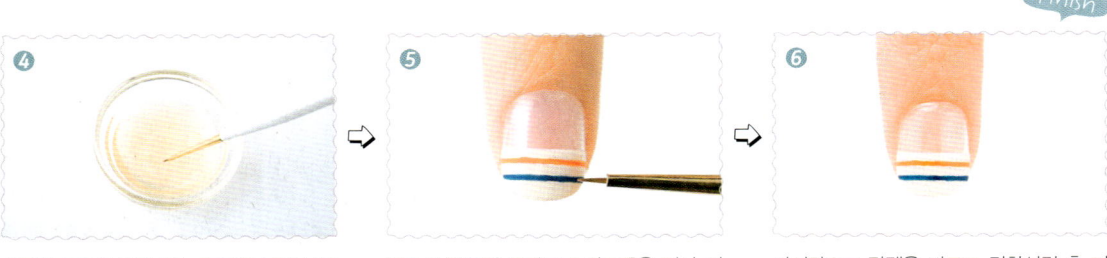

④ 아크릴 물감을 바꿀 때는 물통의 물에 브러시를 한 번 씻으세요.

⑤ 파란색 아크릴 물감으로 가로줄을 하나 더 긋습니다.

⑥ 마지막으로 탑젤을 바르고 경화시킨 후 미경화젤을 닦아 내면 완성입니다.

사용 아이템 : 베이스젤, 컬러젤/아이보리(흰색+베이지+노란색), 아크릴 물감/오렌지(빨간색+노란색)·파란색, 탑젤, 젤브러시, 아트 브러시, 물통

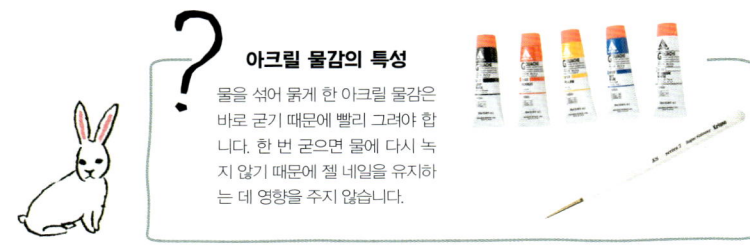

아크릴 물감의 특성

물을 섞어 묽게 한 아크릴 물감은 바로 굳기 때문에 빨리 그려야 합니다. 한 번 굳으면 물에 다시 녹지 않기 때문에 젤 네일을 유지하는 데 영향을 주지 않습니다.

심플한 아트에 도전

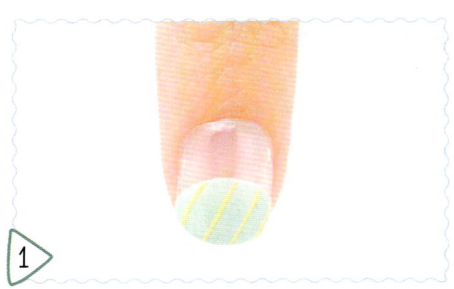

1

스트라이프

둥근 프렌치를 만들고 두 번 칠해 경화시킵니다. 노란색 아크릴 물감으로 스트라이프를 손톱 끝을 향해 그려갑니다. 이때도 손가락의 각도를 바꾸면 세로 선을 깨끗하게 그릴 수 있습니다.

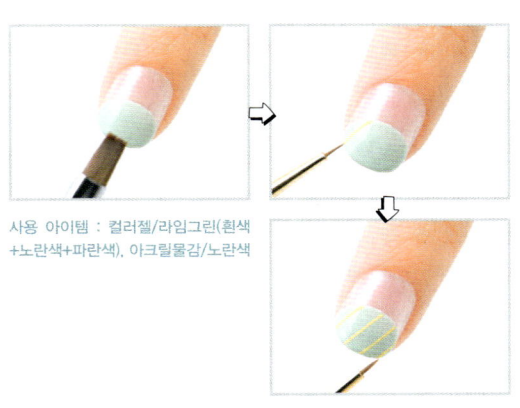

사용 아이템 : 컬러젤/라임그린(흰색+노란색+파란색), 아크릴물감/노란색

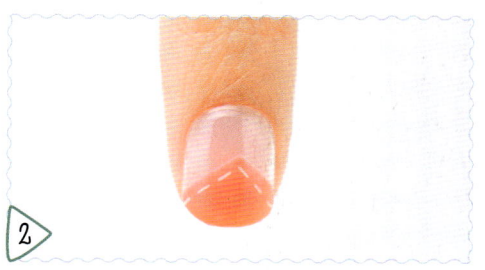

스티치

삼각 프렌치를 만들고 두 번 칠해 경화시킵니다. 흰색과 노란색의 아크릴 물감을 섞어 만든 베이지로 스티치를 넣습니다.

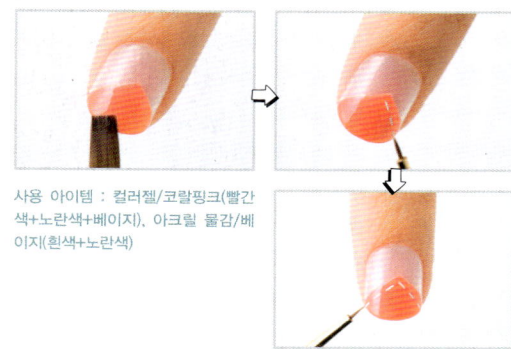

사용 아이템 : 컬러젤/코랄핑크(빨간색+노란색+베이지), 아크릴 물감/베이지(흰색+노란색)

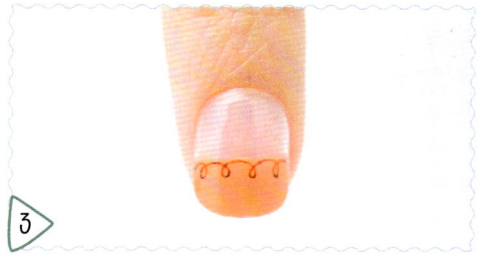

뱅글뱅글

직선 프렌치를 만들고 두 번 칠해 경화시킵니다. 아크릴 물감으로 갈색을 만듭니다. 뱅글뱅글 선의 모양은 이어서 그리지 않고 하나씩 그리도록 합니다. 끝에서 끝까지 이어지면 완성입니다.

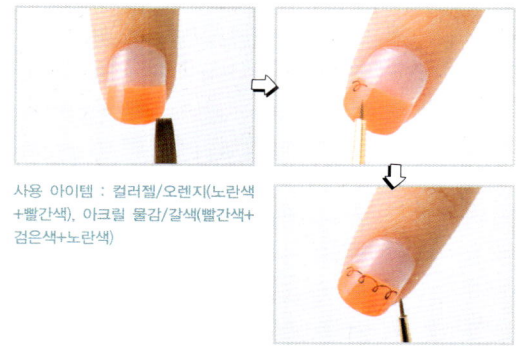

사용 아이템 : 컬러젤/오렌지(노란색+빨간색), 아크릴 물감/갈색(빨간색+검은색+노란색)

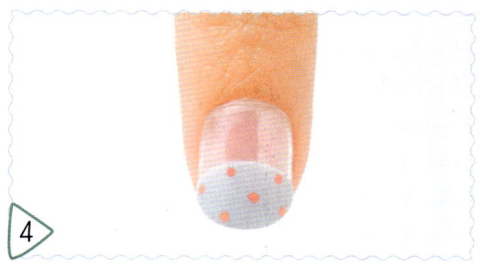

도트

둥근 프렌치를 만들고 두 번 칠해 경화시킵니다. 아크릴 물감으로 핑크를 만듭니다. 밸런스를 맞춰 작은 도트를 그려 넣습니다.

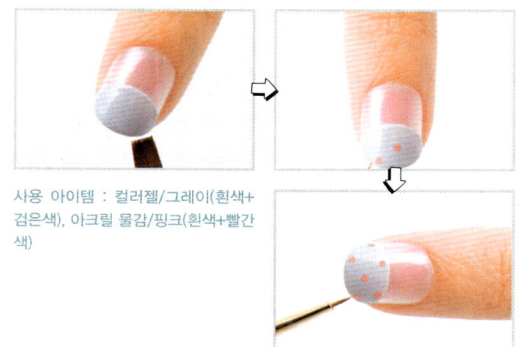

사용 아이템 : 컬러젤/그레이(흰색+검은색), 아크릴 물감/핑크(흰색+빨간색)

* 프리퍼레이션을 하고 베이스젤을 칠한 다음 경화시키고 나서 아트를 시작해 주세요. 마지막으로 탑젤을 바르고 경화시킨 후 미경화젤을 닦아 내면 완성입니다.
* '두 번 칠하고 경화'라고 표기한 경우는 한 번 칠하고 경화, 두 번 칠하고 다시 경화하는 것을 말합니다.

다양한 아크릴 아트에 도전

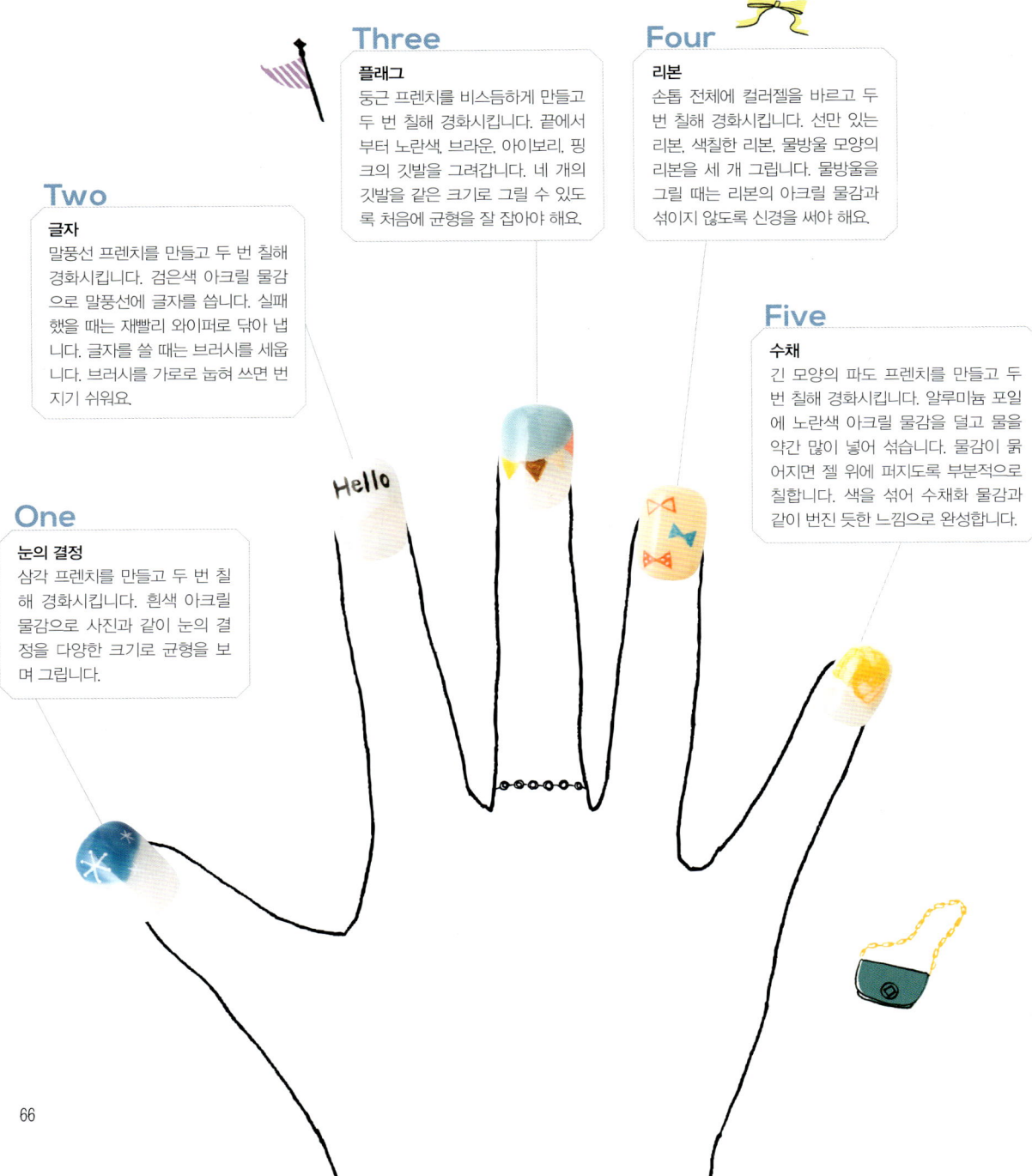

Three
플래그
둥근 프렌치를 비스듬하게 만들고 두 번 칠해 경화시킵니다. 끝에서부터 노란색, 브라운, 아이보리, 핑크의 깃발을 그려갑니다. 네 개의 깃발을 같은 크기로 그릴 수 있도록 처음에 균형을 잘 잡아야 해요.

Four
리본
손톱 전체에 컬러젤을 바르고 두 번 칠해 경화시킵니다. 선만 있는 리본, 색칠한 리본, 물방울 모양의 리본을 세 개 그립니다. 물방울을 그릴 때는 리본의 아크릴 물감과 섞이지 않도록 신경을 써야 해요.

Two
글자
말풍선 프렌치를 만들고 두 번 칠해 경화시킵니다. 검은색 아크릴 물감으로 말풍선에 글자를 씁니다. 실패했을 때는 재빨리 와이퍼로 닦아 냅니다. 글자를 쓸 때는 브러시를 세웁니다. 브러시를 가로로 눕혀 쓰면 번지기 쉬워요.

Five
수채
긴 모양의 파도 프렌치를 만들고 두 번 칠해 경화시킵니다. 알루미늄 포일에 노란색 아크릴 물감을 덜고 물을 약간 많이 넣어 섞습니다. 물감이 묽어지면 젤 위에 퍼지도록 부분적으로 칠합니다. 색을 섞어 수채화 물감과 같이 번진 듯한 느낌으로 완성합니다.

One
눈의 결정
삼각 프렌치를 만들고 두 번 칠해 경화시킵니다. 흰색 아크릴 물감으로 사진과 같이 눈의 결정을 다양한 크기로 균형을 보며 그립니다.

HOW TO MAKE

One 눈의 결정

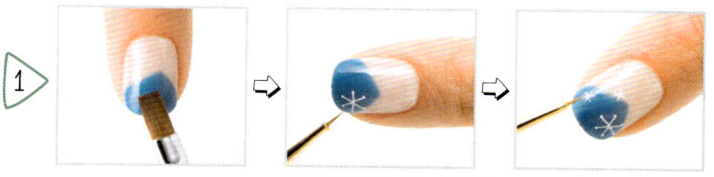

사용 아이템 : 컬러젤/코랄블루(파란색+베이지), 아크릴 물감/흰색

* 프리퍼레이션을 하고 베이스젤을 칠한 다음 경화시키고 나서 아트를 시작해 주세요. 마지막으로 탑젤을 바르고 경화시킨 후 미경화젤을 닦아 내면 완성입니다.
* '두 번 칠하고 경화'라고 표기한 경우는 한 번 칠하고 경화, 두 번 칠하고 다시 경화하는 것을 말합니다.

Two 글자

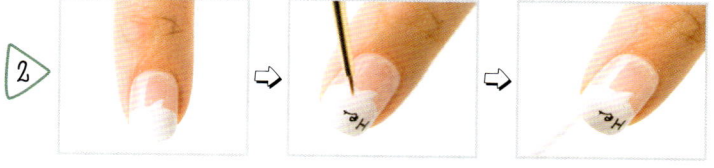 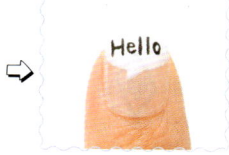

Point! 실패했을 때는 와이퍼에 젤 클렌저를 적셔 닦아 내면 OK!

사용 아이템 : 컬러젤/흰색, 아크릴 물감/검은색

Three 플래그

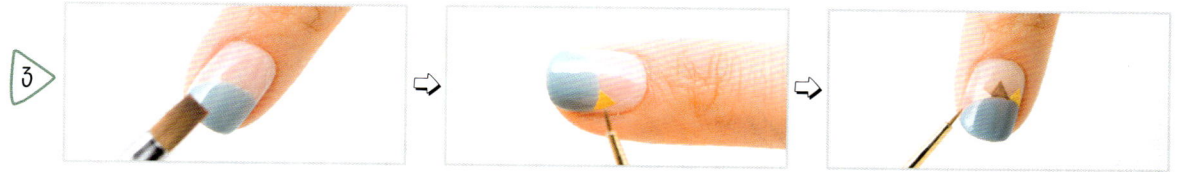

사용 아이템 : 컬러젤/민트(파란색+베이지), 아크릴 물감/노란색 · 브라운(빨간색+검은색+노란색) · 아이보리(흰색+베이지+노란색) · 핑크(흰색+빨간색)

Four 리본

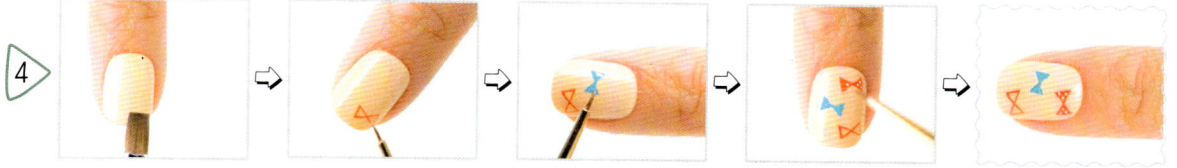

사용 아이템 : 컬러젤/미색(노란색+베이지), 아크릴 물감/빨간색 · 스카이블루(흰색+파란색) · 흰색

Five 수채

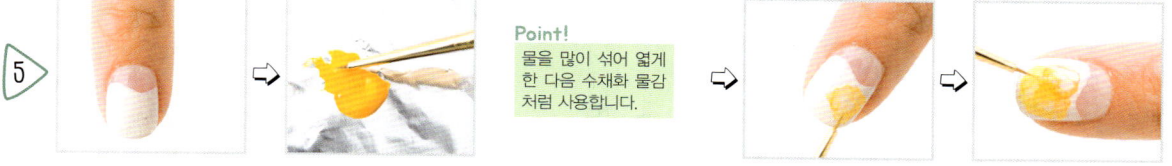

Point! 물을 많이 섞어 엷게 한 다음 수채화 물감처럼 사용합니다.

사용 아이템 : 컬러젤/오프화이트(흰색+베이지), 아크릴 물감/노란색 · 옐로그린(노란색+파란색)

심플한 아트에 도전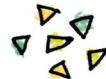

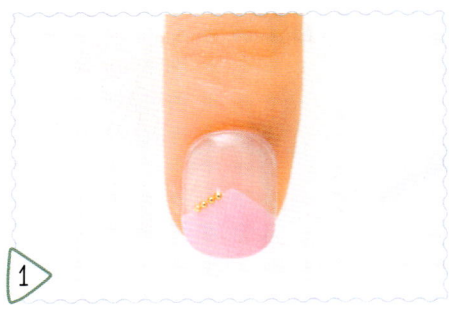

1
스터드를 나란히 놓는다
삼각 프렌치를 만들고 두 번 칠해 경화시킵니다. 베이스 젤을 묻힌 우드 스틱으로 스터드를 집어 라인 위에 올립니다. 4개를 나란히 놓으면 완성입니다.

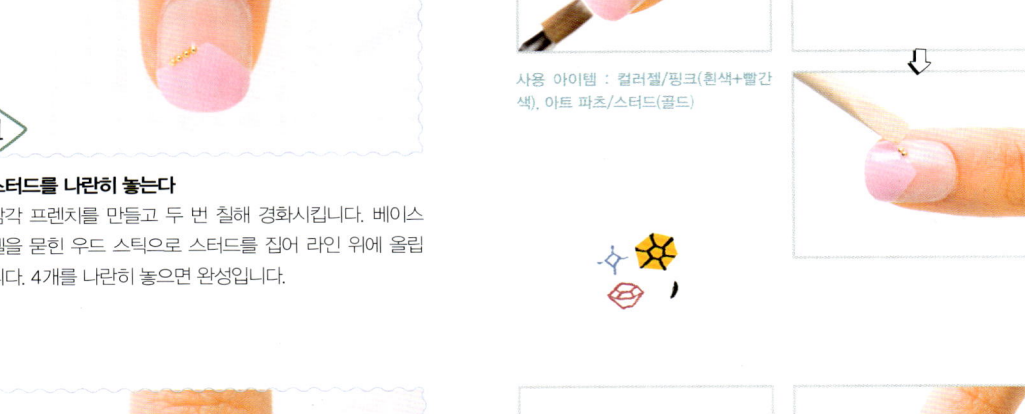

사용 아이템 : 컬러젤/핑크(흰색+빨간색), 아트 파츠/스터드(골드)

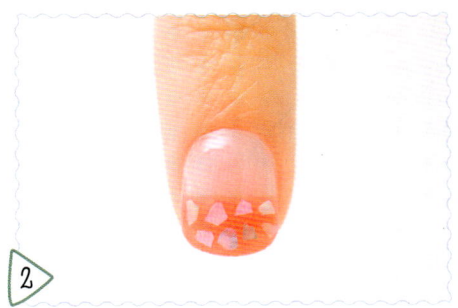

2
자개를 군데군데 올린다
자개 자체에 두께가 있기 때문에 탑젤로 코팅했을 때의 두께를 고려해서 직선 프렌치를 만든 다음 한 번만 칠하고 경화시킵니다. 우드 스틱으로 자개를 올립니다. 크기가 제각이므로 일부러 언밸런스하게 두면 더욱 귀여워요. 표면이 매끄러워지도록 탑젤로 코팅합니다.

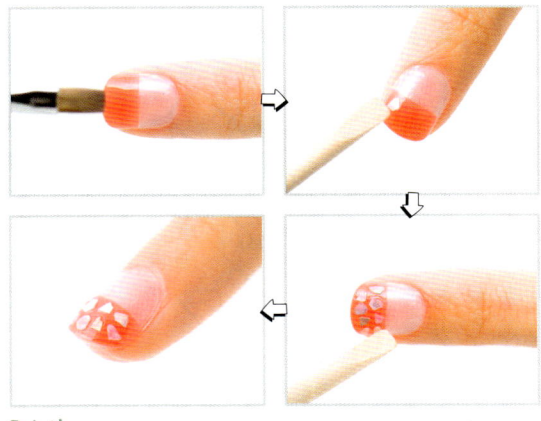

Point!
탑젤을 바르기 전, 자개에 두께가 있으므로 탑젤로 매끄럽게 코팅합니다.

사용 아이템 : 컬러젤/주홍색(빨간색+노란색), 아트 파츠/자개(블루)

HOW TO MAKE

One 눈의 결정

1

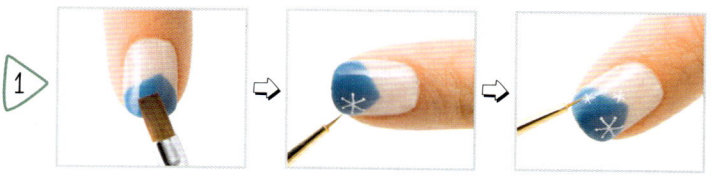

사용 아이템 : 컬러젤/코랄블루(파란색+베이지), 아크릴 물감/흰색

* 프리퍼레이션을 하고 베이스젤을 칠한 다음 경화시키고 나서 아트를 시작해 주세요. 마지막으로 탑젤을 바르고 경화시킨 후 미경화젤을 닦아 내면 완성입니다.
* '두 번 칠하고 경화'라고 표기한 경우는 한 번 칠하고 경화, 두 번 칠하고 다시 경화하는 것을 말합니다.

Two 글자

2

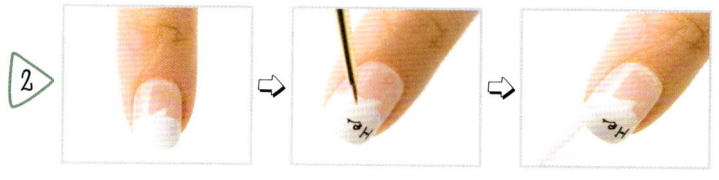

Point! 실패했을 때는 와이퍼에 젤 클렌저를 적셔 닦아 내면 OK!

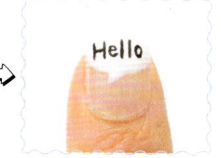

사용 아이템 : 컬러젤/흰색, 아크릴 물감/검은색

Three 플래그

3

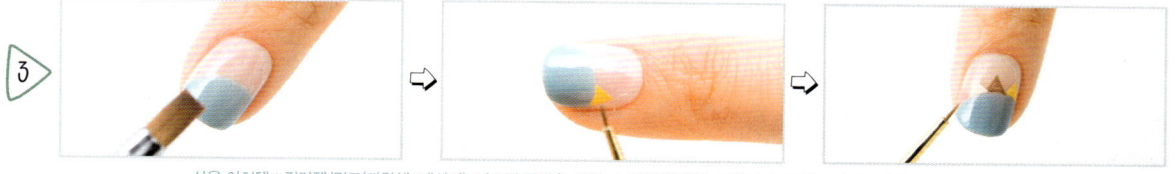

사용 아이템 : 컬러젤/민트(파란색+베이지), 아크릴 물감/노란색 · 브라운(빨간색+검은색+노란색) · 아이보리(흰색+베이지+노란색) · 핑크(흰색+빨간색)

Four 리본

4

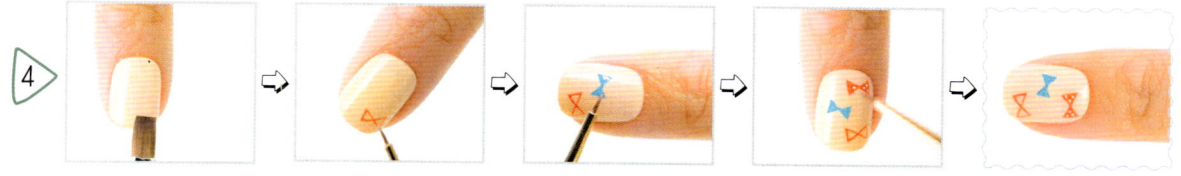

사용 아이템 : 컬러젤/미색(노란색+베이지), 아크릴 물감/빨간색 · 스카이블루(흰색+파란색) · 흰색

Five 수채

5

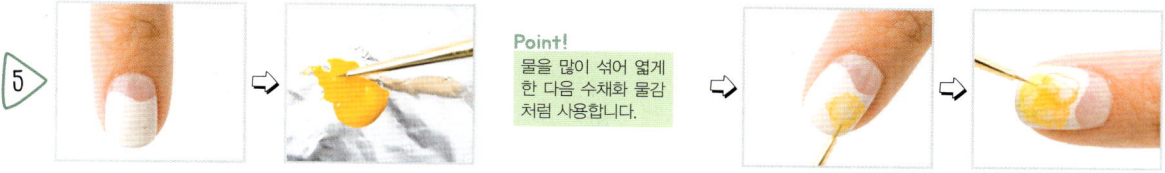

Point! 물을 많이 섞어 엷게 한 다음 수채화 물감처럼 사용합니다.

사용 아이템 : 컬러젤/오프화이트(흰색+베이지), 아크릴 물감/노란색 · 옐로그린(노란색+파란색)

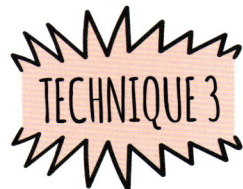

TECHNIQUE 3 아트 파츠를 사용한 아트

아트 파츠란

스톤, 자개, 홀로그램, 글리터, 스터드, 브리온 등
컬러젤 위에 올리는 장식을 아트 파츠라고 합니다.
자개를 붙이거나 진짜 다이아몬드를 붙일 수도 있어요.
평범한 프렌치 네일에 아트 파츠를 하나만 더해도
분위기가 180도 달라진답니다.
어떤 파츠가 어울리는지
여러 가지 아트에 도전해 보세요.

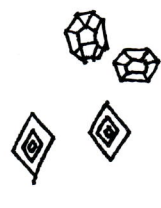

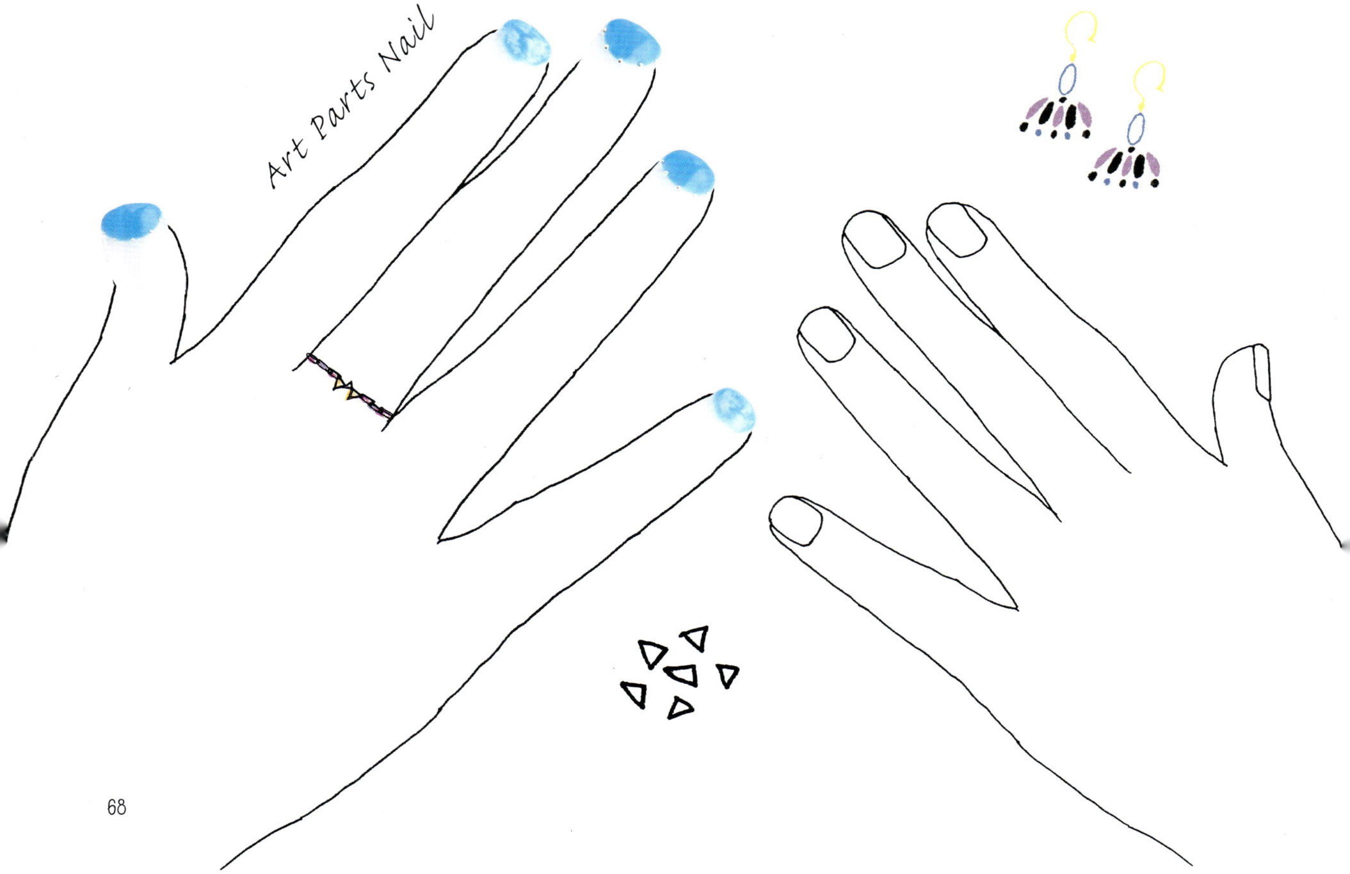

Art Parts Nail

Basic
스터드 아트의 기본

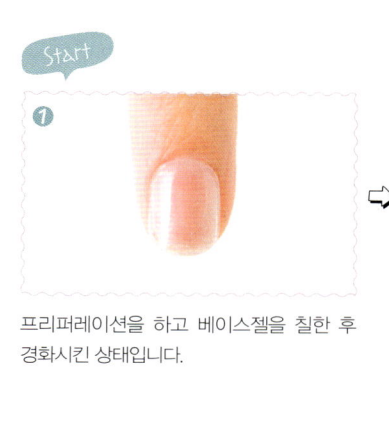
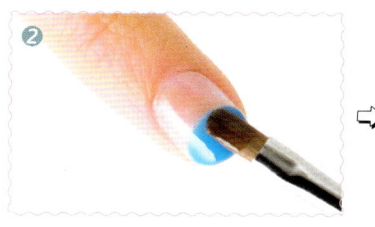
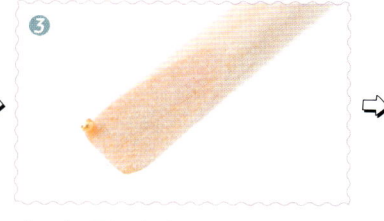

① 프리퍼레이션을 하고 베이스젤을 칠한 후 경화시킨 상태입니다.

② 둥근 프렌치를 만들고 두 번 칠해 경화시킵니다. 아트 파츠를 붙이고 싶은 곳에 접착제 역할로 사용할 소량의 베이스젤을 발라 둡니다.

③ 아트 파츠를 붙일 때는 우드 스틱에 아주 약간의 베이스젤을 묻혀 파츠를 집도록 합니다.

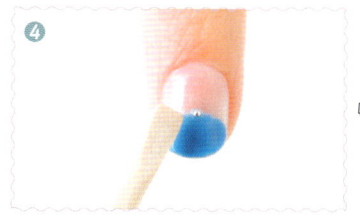
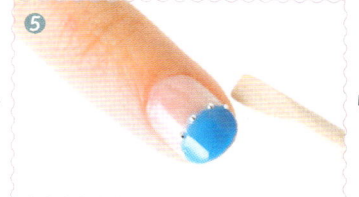
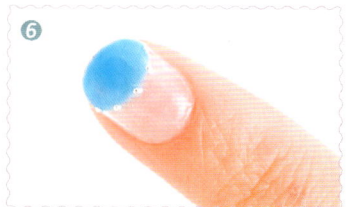

④ 정중앙부터 파츠를 붙이면 좌우의 균형을 잡기 쉽습니다.

⑤ 모든 파츠를 올렸습니다. 이때 가볍게 10초 정도 가경화시켜 임시로 부착시킵니다.

⑥ 마지막으로 탑젤을 바르고 경화시킵니다. 파츠의 주위만 아주 약간 탑젤을 많이 바릅니다. 미경화젤을 닦아 내면 완성입니다.

사용 아이템 : 베이스젤, 컬러젤/파란색, 아트 파츠/스터드(실버), 탑젤, 젤브러시, 우드 스틱

 탑젤을 너무 많이 바르지 않도록 주의하세요!

아트 파츠가 떨어지지 않게 하려고 탑젤을 너무 많이 바르지 않도록 주의합니다. 두껍게 바르면 경화시키기 어렵고 보기에도 예쁘지 않아요.

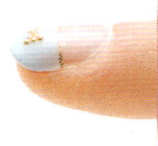

심플한 아트에 도전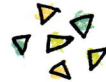

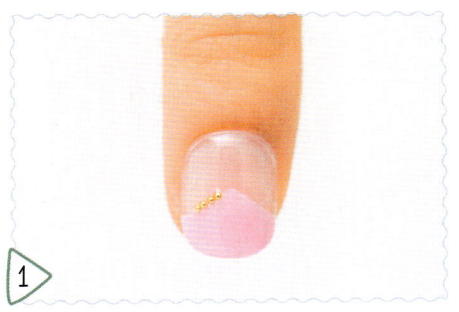

1

스터드를 나란히 놓는다
삼각 프렌치를 만들고 두 번 칠해 경화시킵니다. 베이스 젤을 묻힌 우드 스틱으로 스터드를 집어 라인 위에 올립니다. 4개를 나란히 놓으면 완성입니다.

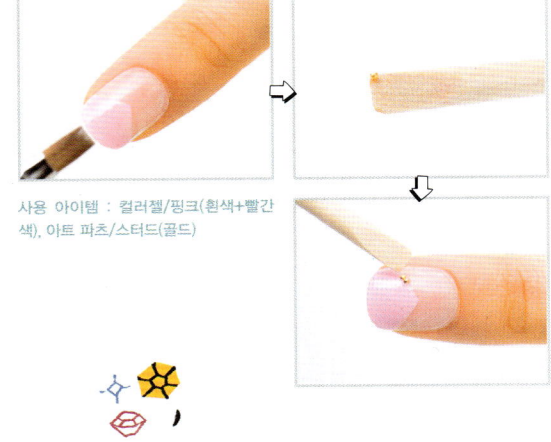

사용 아이템 : 컬러젤/핑크(흰색+빨간색), 아트 파츠/스터드(골드)

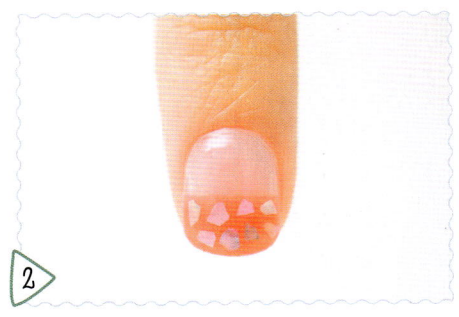

2

자개를 군데군데 올린다
자개 자체에 두께가 있기 때문에 탑젤로 코팅했을 때의 두께를 고려해서 직선 프렌치를 만든 다음 한 번만 칠하고 경화시킵니다. 우드 스틱으로 자개를 올립니다. 크기가 제각각이므로 일부러 언밸런스하게 두면 더욱 귀여워요. 표면이 매끄러워지도록 탑젤로 코팅합니다.

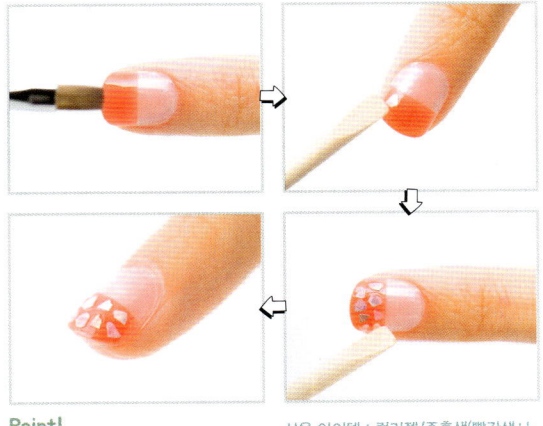

Point!
탑젤을 바르기 전, 자개에 두께가 있으므로 탑젤로 매끄럽게 코팅합니다.

사용 아이템 : 컬러젤/주홍색(빨간색+노란색), 아트 파츠/자개(블루)

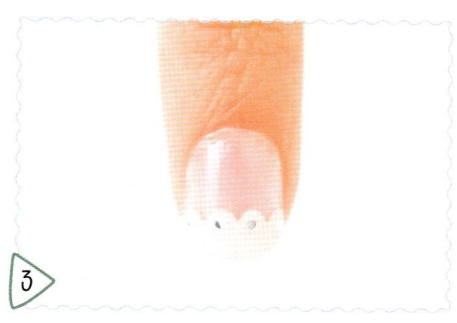
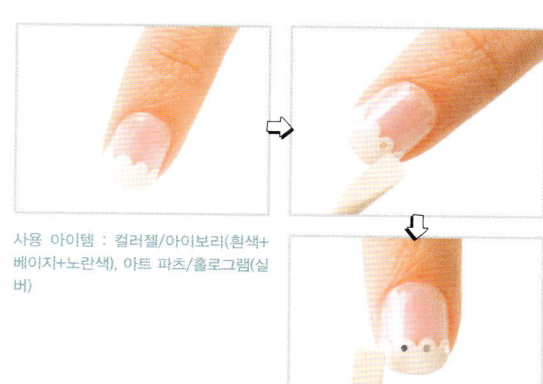

③ 홀로그램을 올린다

구름 모양 프렌치를 만들고 두 번 칠해 경화시킵니다. 구름 모양의 위치에 우드 스틱으로 홀로그램을 하나씩 올립니다.

사용 아이템 : 컬러젤/아이보리(흰색+베이지+노란색), 아트 파츠/홀로그램(실버)

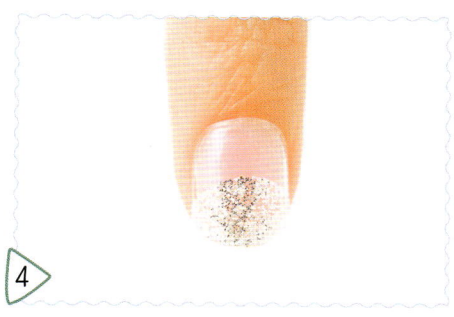
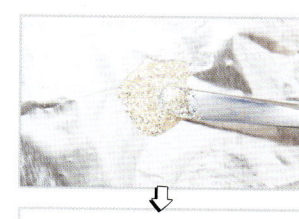
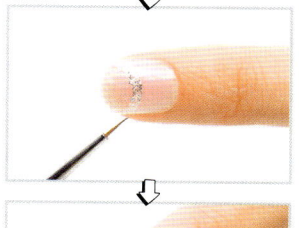
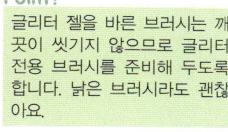
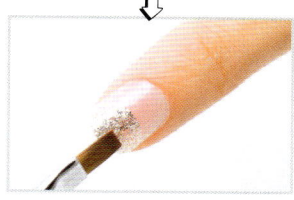

④ 글리터 네일을 한다

글리터는 베이스젤과 섞어 사용합니다. 글리터의 양은 취향대로 조절해 주세요. 세필 브러시로 선을 긋고 프렌치를 칠하면 완성입니다.

Point! 글리터를 섞은 젤은 케이스에 넣어 보관할 수 있습니다.

Point! 글리터 젤을 바른 브러시는 깨끗이 씻기지 않으므로 글리터 전용 브러시를 준비해 두도록 합니다. 낡은 브러시라도 괜찮아요.

사용 아이템 : 베이스젤, 아트 파츠/글리터(실버)

* 프리퍼레이션을 하고 베이스젤을 칠한 다음 경화시키고 나서 아트를 시작해 주세요. 마지막으로 탑젤을 바르고 경화시킨 후 미경화젤을 닦아 내면 완성입니다.
* '두 번 칠하고 경화'라고 표기한 경우는 한 번 칠하고 경화, 두 번 칠하고 다시 경화하는 것을 말합니다.

다양한 아트 파츠 네일에 도전

Three
스터드 리본과 글리터 라인
직선 프렌치를 만들고 두 번 칠해 경화시킵니다. 골드 글리터와 베이스젤을 섞어 프렌치 라인 위에 선을 그립니다. 한 번에 그리려고 하지 말고 조금씩 그려갑니다. 골드 스터드로 리본을 만들고 떨어지지 않도록 10초 정도 가경화시킵니다. 스터드는 두께가 있기 때문에 탑젤을 발랐을 때 기포가 들어가는 경우가 있습니다. 경화시키기 전에 기포를 터뜨려 없애도록 합니다.

Four
다양한 리본
손톱 전체에 컬러젤을 칠하고 두 번 칠해서 경화시킵니다. 골드 홀로그램으로 기본을 만들고 실버 글리터를 베이스젤과 섞어 리본을 그립니다. 글리터 리본 위에 실버 홀로그램을 올리면 완성입니다.

Two
홀로그램으로 원을 그린다
손톱 전체에 컬러젤을 바르고 두 번 칠해 경화시킵니다. 홀로그램을 바깥쪽부터 균형 있게 올리고 다른 색의 홀로그램도 섞으면서 원을 만듭니다. 선으로만 그려진 원도 만들어 봅니다. 완성됐을 때의 크기를 생각하면서 붙여 보세요.

Five
파츠를 박는다
육각형 프렌치를 만들고 두 번 칠해 경화시킵니다. 큰 사각형의 홀로그램, 작고 둥근 홀로그램순으로 놓습니다. 파츠를 박을 때는 큰 파츠부터 순서대로 올리면 균형을 잡기 쉽습니다.

One
홀로그램으로 도트 네일
둥근 프렌치를 만들고 두 번 칠해 경화시킵니다. 다양한 색의 홀로그램으로 도트를 만들 때는 같은 색의 홀로그램이 옆으로 오지 않도록 궁리하며 붙입니다. 균형 좋게 붙이면 완성입니다.

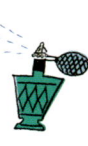

HOW TO MAKE

One 홀로그램으로 도트 네일

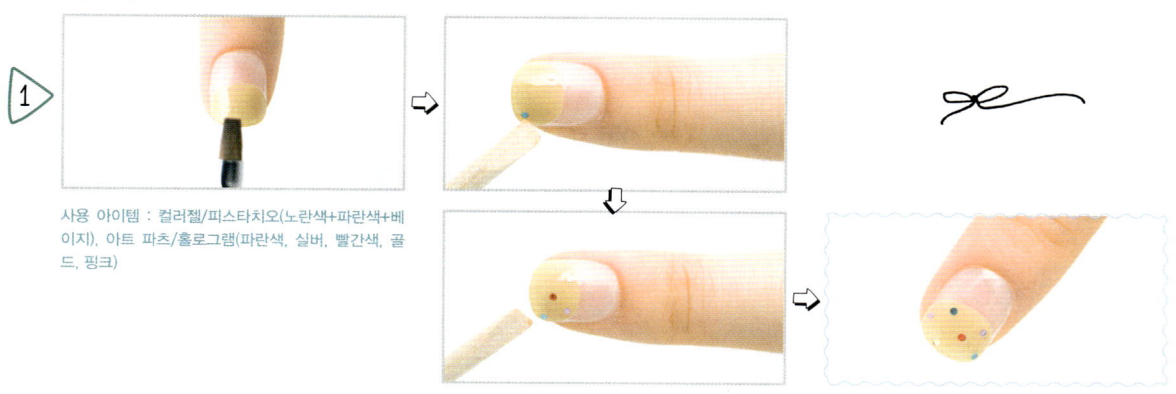

사용 아이템 : 컬러젤/피스타치오(노란색+파란색+베이지), 아트 파츠/홀로그램(파란색, 실버, 빨간색, 골드, 핑크)

Two 홀로그램으로 원을 그린다

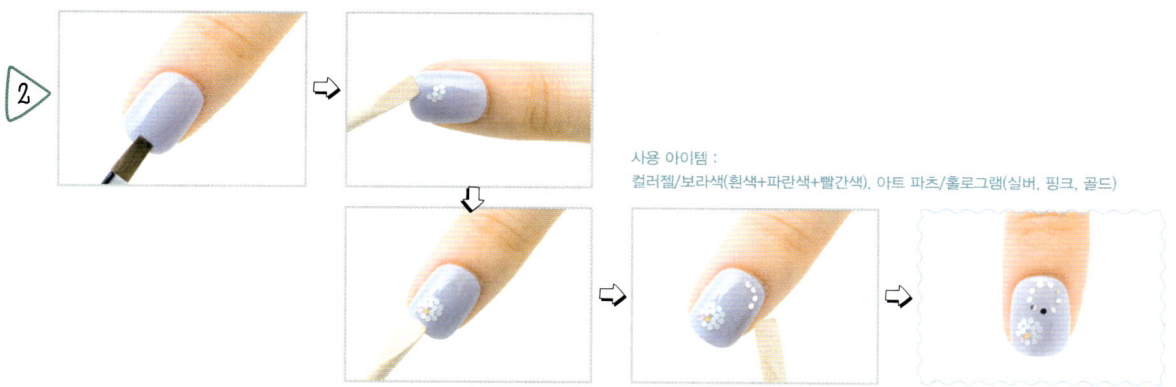

사용 아이템 : 컬러젤/보라색(흰색+파란색+빨간색), 아트 파츠/홀로그램(실버, 핑크, 골드)

Three 스터드 리본과 글리터 라인

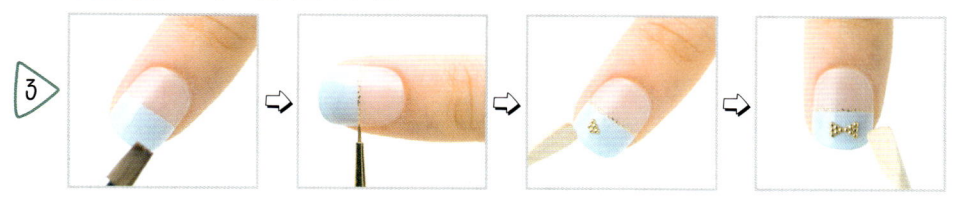

사용 아이템 : 컬러젤/하늘색(흰색+파란색), 아트 파츠/스터드(골드)

Point!
스터드는 가경화시켜 둡니다. 탑젤을 발랐을 때 기포가 생기지 않도록 주의하세요.

Four 다양한 리본

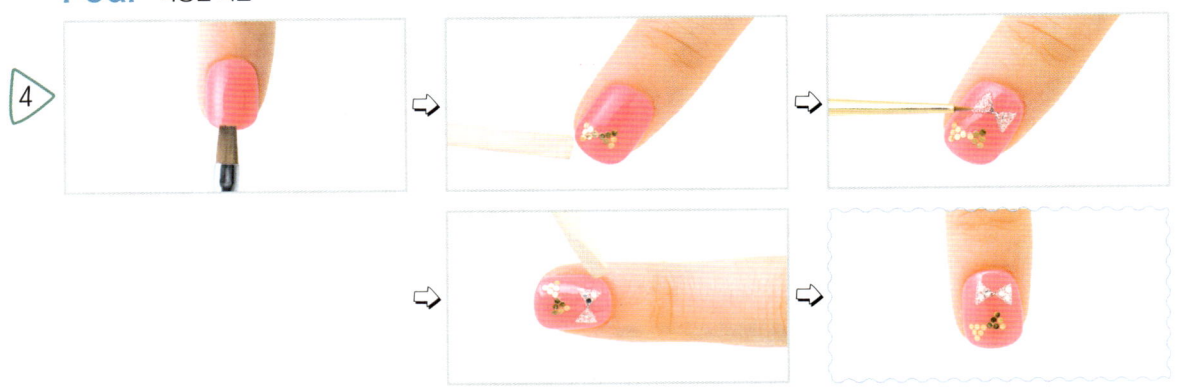

사용 아이템 : 컬러젤/로즈핑크(빨간색+베이지), 아트 파츠/홀로그램(골드, 실버), 글리터(실버)

Five 파츠를 박는다

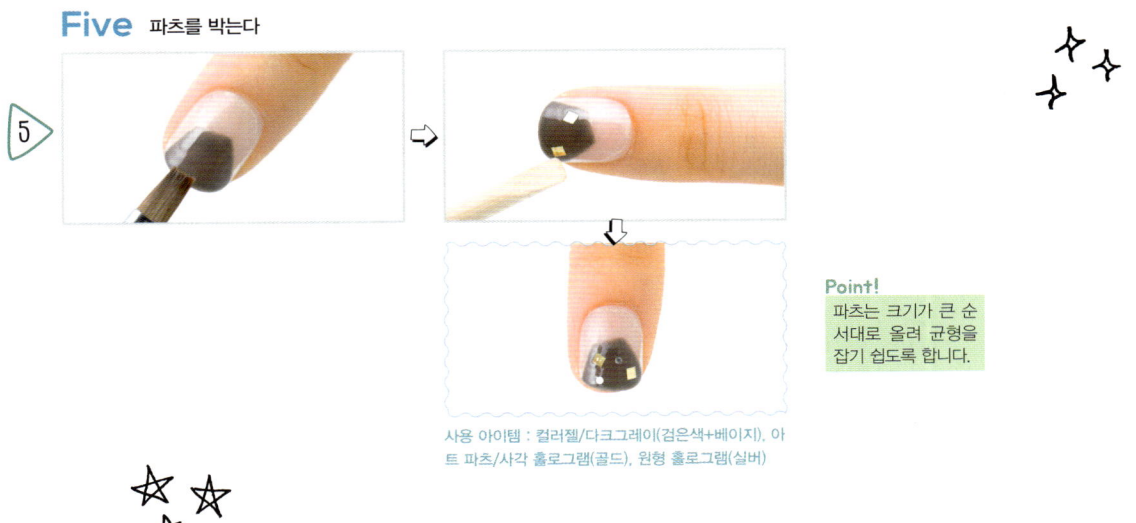

Point! 파츠는 크기가 큰 순서대로 올려 균형을 잡기 쉽도록 합니다.

사용 아이템 : 컬러젤/다크그레이(검은색+베이지), 아트 파츠/사각 홀로그램(골드), 원형 홀로그램(실버)

* 프리퍼레이션을 하고 베이스젤을 칠한 다음 경화시키고 나서 아트를 시작해 주세요. 마지막으로 탑젤을 바르고 경화시킨 후 미경화젤을 닦아 내면 완성입니다.
* '두 번 칠하고 경화'라고 표기한 경우는 한 번 칠하고 경화, 두 번 칠하고 다시 경화하는 것을 말합니다.

Culumn 2 : 네일 아트에 실패했다면?

처음 하는 셀프 네일이라면 실패는 당연한 것이죠.
경화 전이면 수정이 가능하지만, 경화한 후라면 제거해야 해요.

젤이 튀어나왔어요!
우드 스틱이나 이쑤시개를 손톱의 안쪽에 대서 없애도록 합니다. 튀어나온 양이 많다면 와이퍼에 젤 리무버를 적셔 닦아 냅시다.

표면이 울퉁불퉁해졌어요!
경화 전이라면 브러시로 고르게 하거나 젤 클렌저로 한 번 닦아 냅니다. 경화 후여도 탑젤을 다시 발라 표면을 매끄럽게 할 수 있습니다.

너무 두껍게 칠했어요!
브러시로 불필요한 젤을 덜어내 표면을 고르게 하거나, 젤 클렌저로 닦아 내고 다시 칠합니다. 젤이 너무 두껍게 발리면 리프팅이나 균열의 원인이 됩니다. 손톱에 골고루 색이 칠해졌다면 그 이상 겹쳐 칠하지 않도록 합시다.

프렌치 라인을 잘못 그려서 튀어나왔어요!
젤 클렌저로 닦아 내고 다시 그리거나, 젤이 묻지 않은 브러시로 프렌치 바깥쪽으로 튀어나온 부분을 닦아 수정할 수 있습니다. 하지만 튀어나온 라인을 이용해 다른 프렌치를 해 보는 것도 하나의 아이디어겠죠?

경화시키지 않고 다른 컬러젤을 겹쳐 발랐어요!
젤 클렌저로 닦아 내거나, 그 상태로 브러시로 젤을 섞어 마블해 보는 것도 좋지 않을까요? 두 개의 둥근 프렌치 등 프렌치를 겹치는 경우는 색 한 가지당 한 번씩 경화시킵니다.

아크릴 물감이 아트 도중에 굳어 버렸어요!
젤 클렌저로 닦아 냅니다. 아크릴 물감이 굳어 버리면 물로 묽게 할 수도, 다른 색과 섞을 수도 없으니까요. 가능한 한 빨리 아트를 완성시켜야 해요.

아트 파츠를 다른 위치에 잘못 놓았어요!
경화 전이라면 우드 스틱 등으로 위치를 수정하면 돼요. 경화시킨 후라면 오프하거나 다른 파츠를 더해 다른 디자인으로 변형해 봅시다.

완성하긴 했지만 아트가 뭔가 부족해요!
아트 파츠를 올려 보거나, 아크릴 물감으로 모양을 그려 보세요. 아트를 좀 더 플러스하는 것만으로 인상이 확 바뀌거든요. 그래도 부족한 느낌이라면 오프!

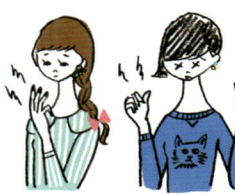

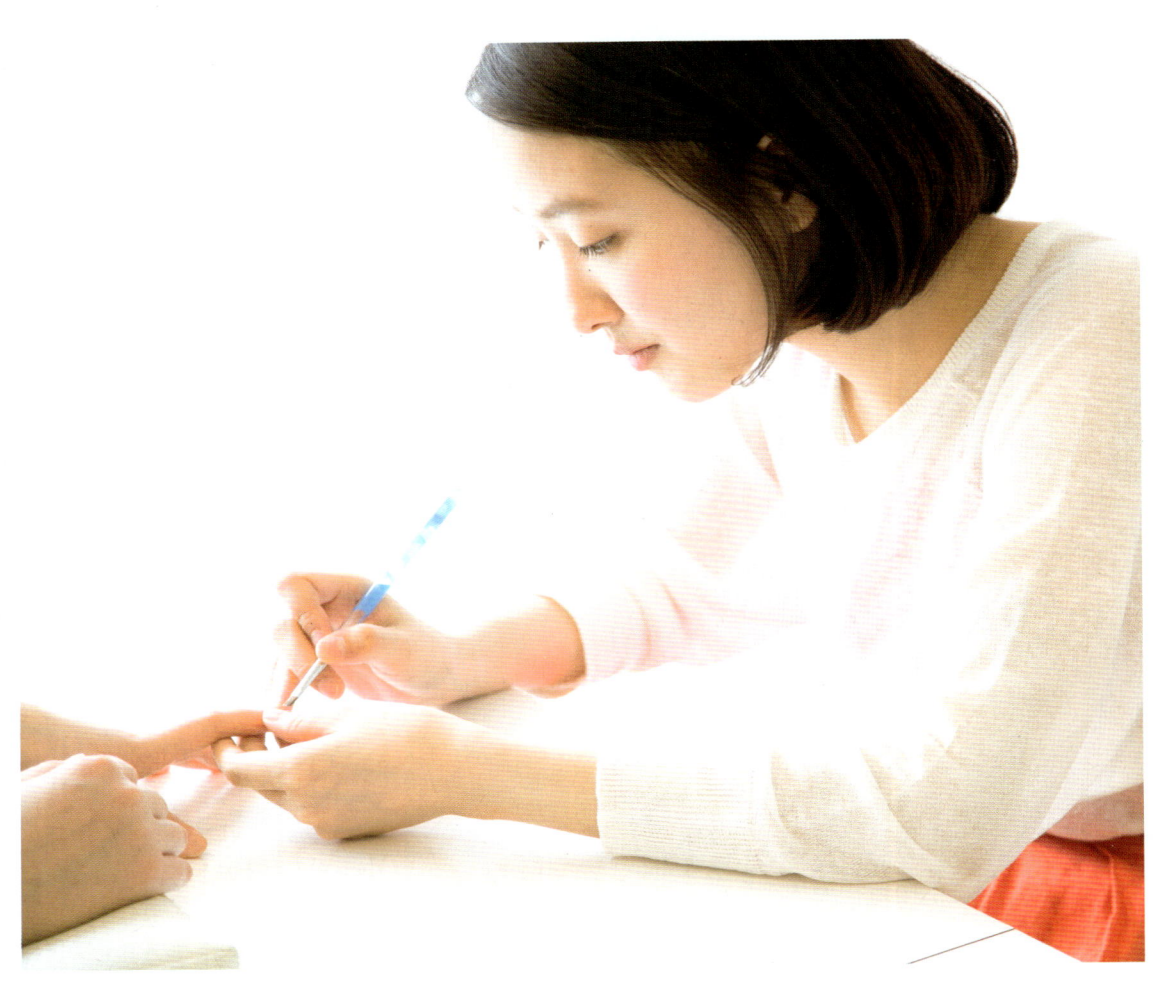

CHAPTER 3

사계절 내내 즐기는 네일 디자인

SHORT NAIL ART

1 ~ January ~   2 ~ February ~   3 ~ March ~   4 ~ April ~
5 ~ May ~   6 ~ June ~   7 ~ July ~   8 ~ August ~
9 ~ September ~   10 ~ Octorber ~   11 ~ November ~   12 ~ December ~

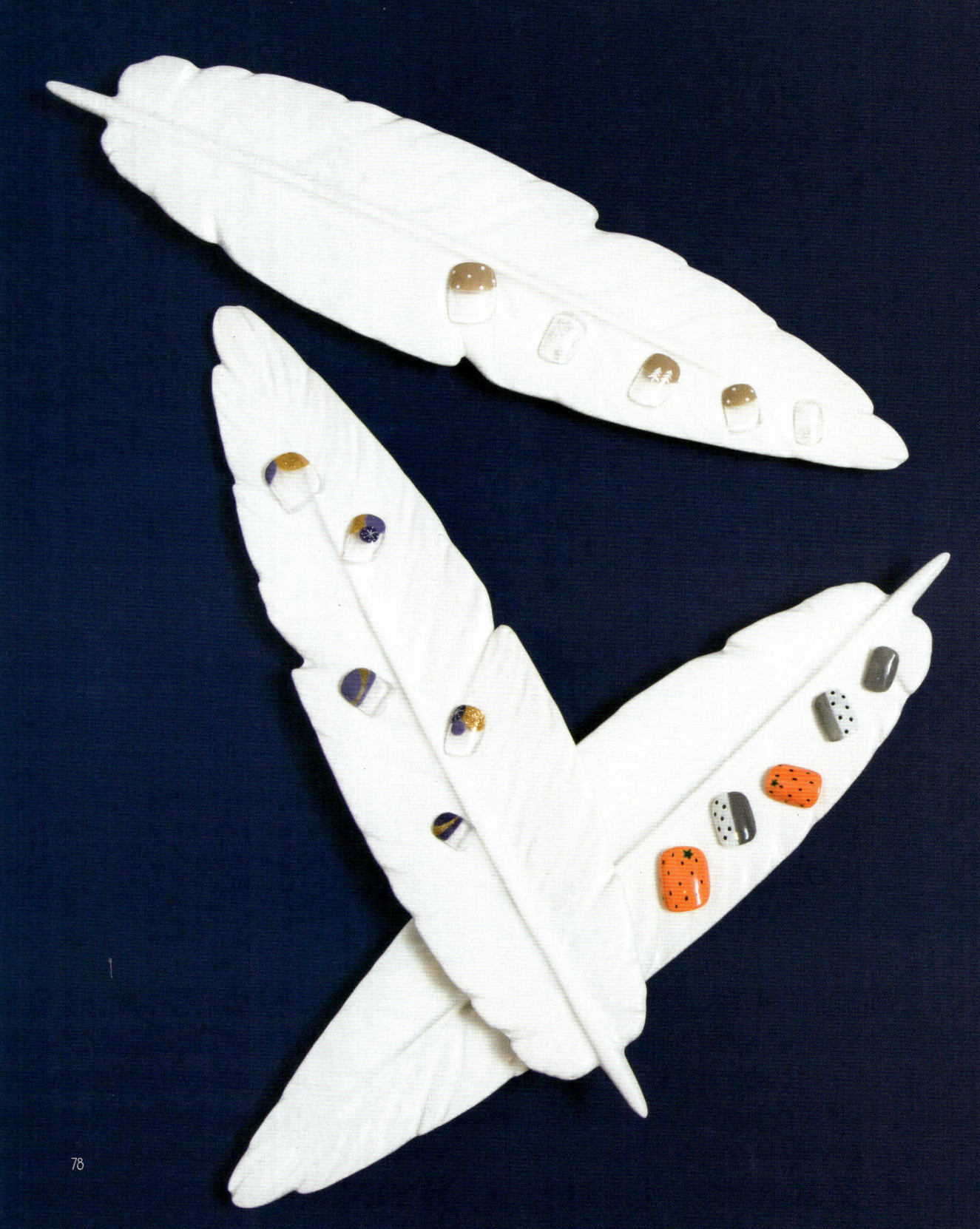

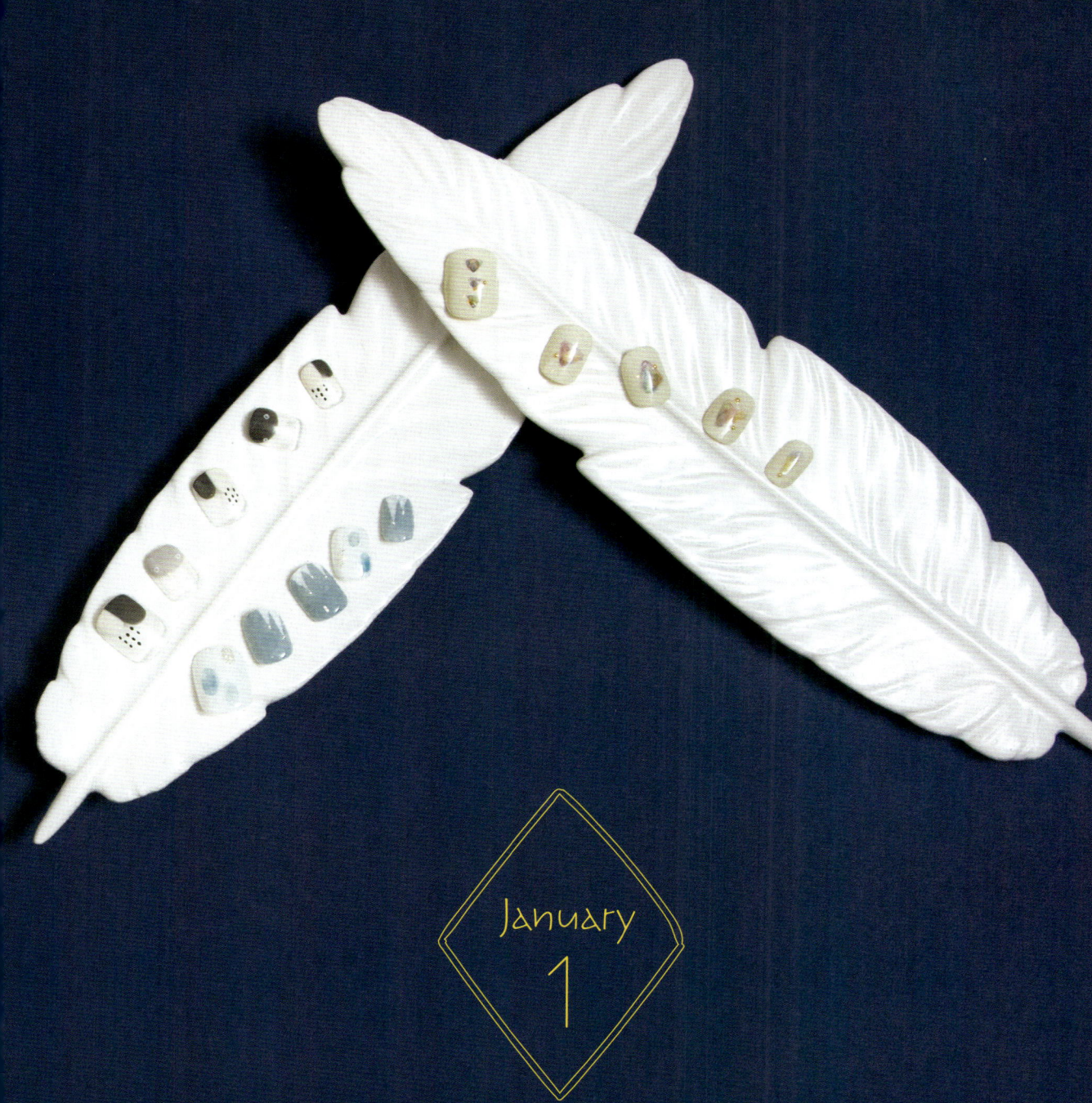

January
1

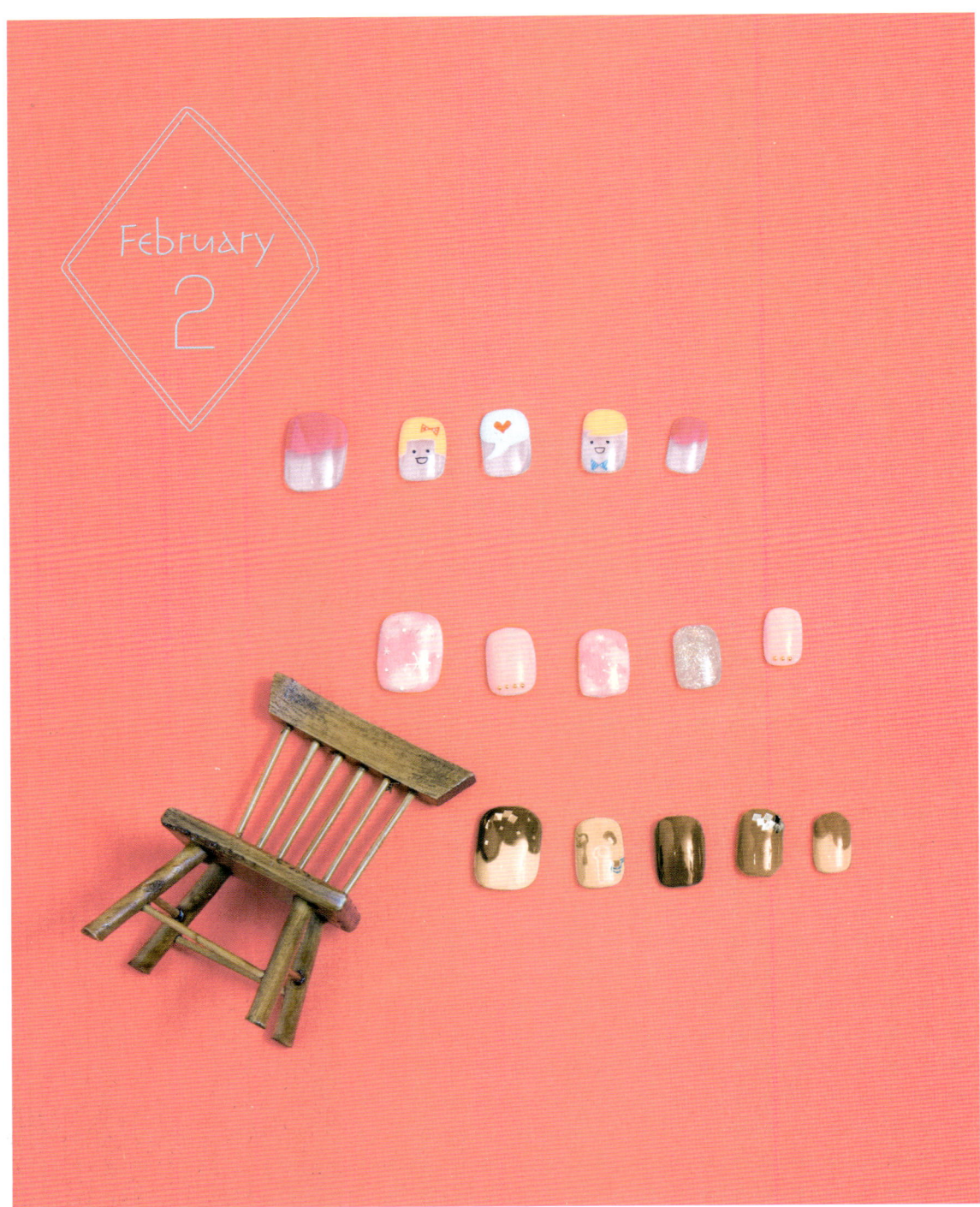

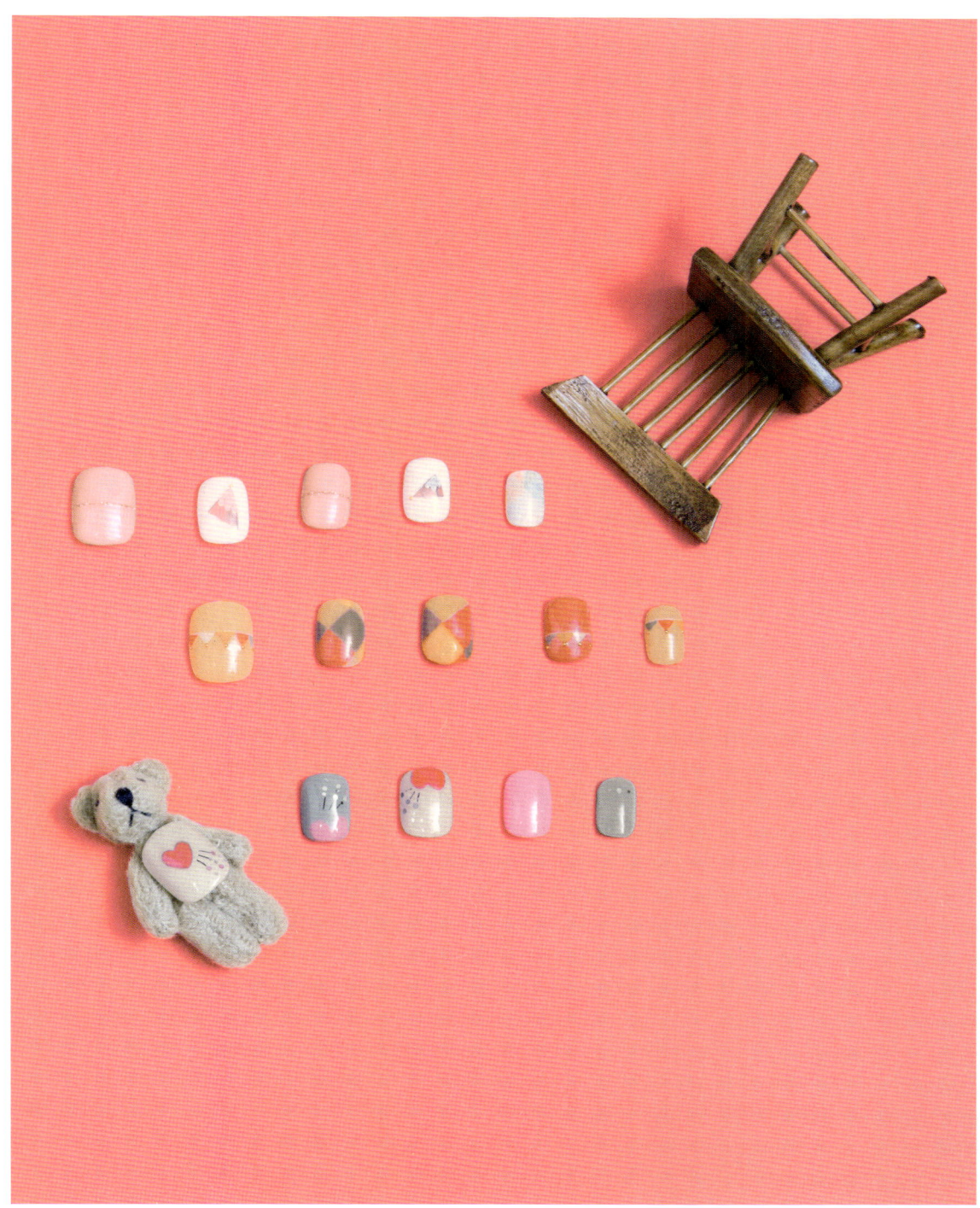

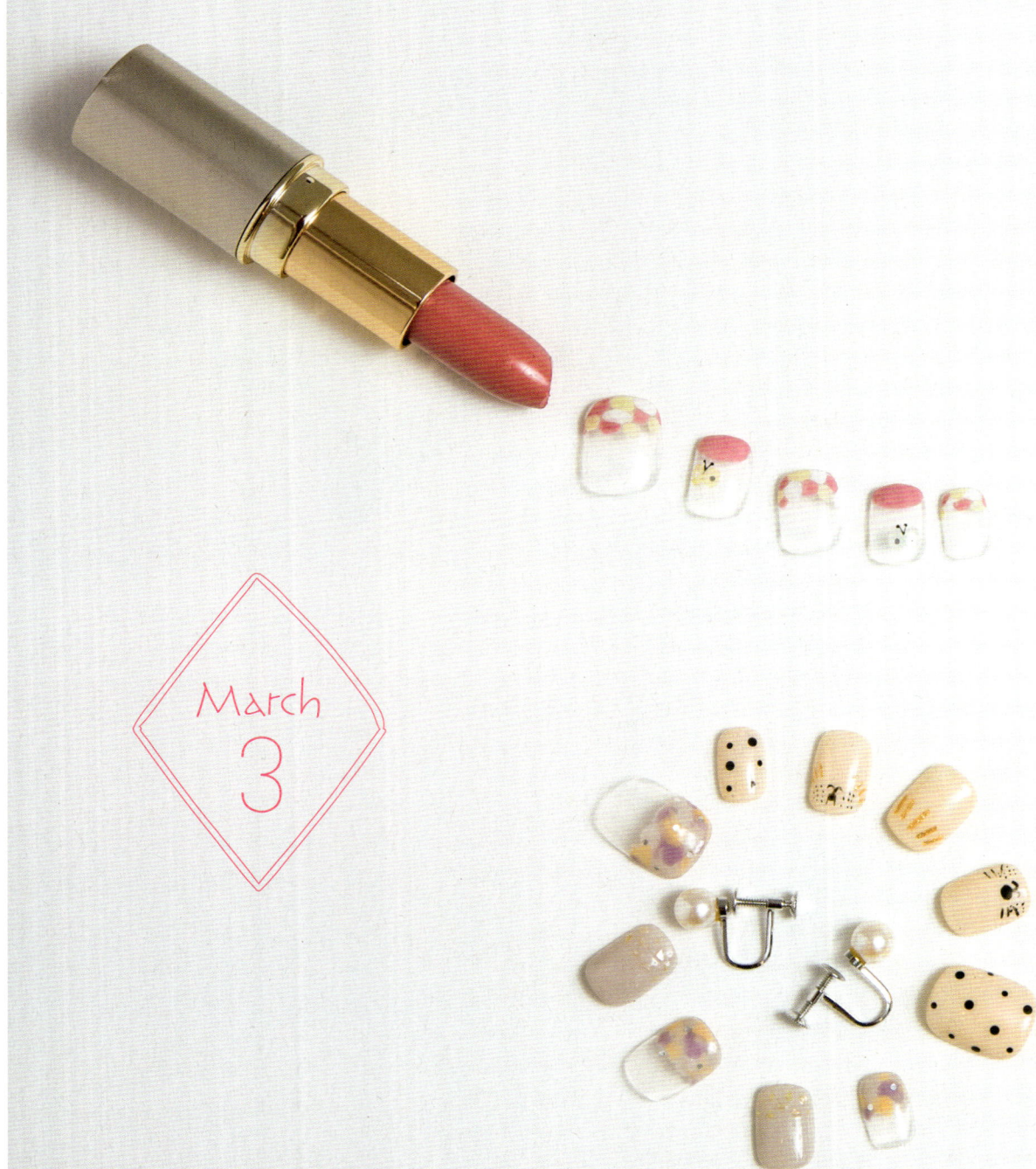

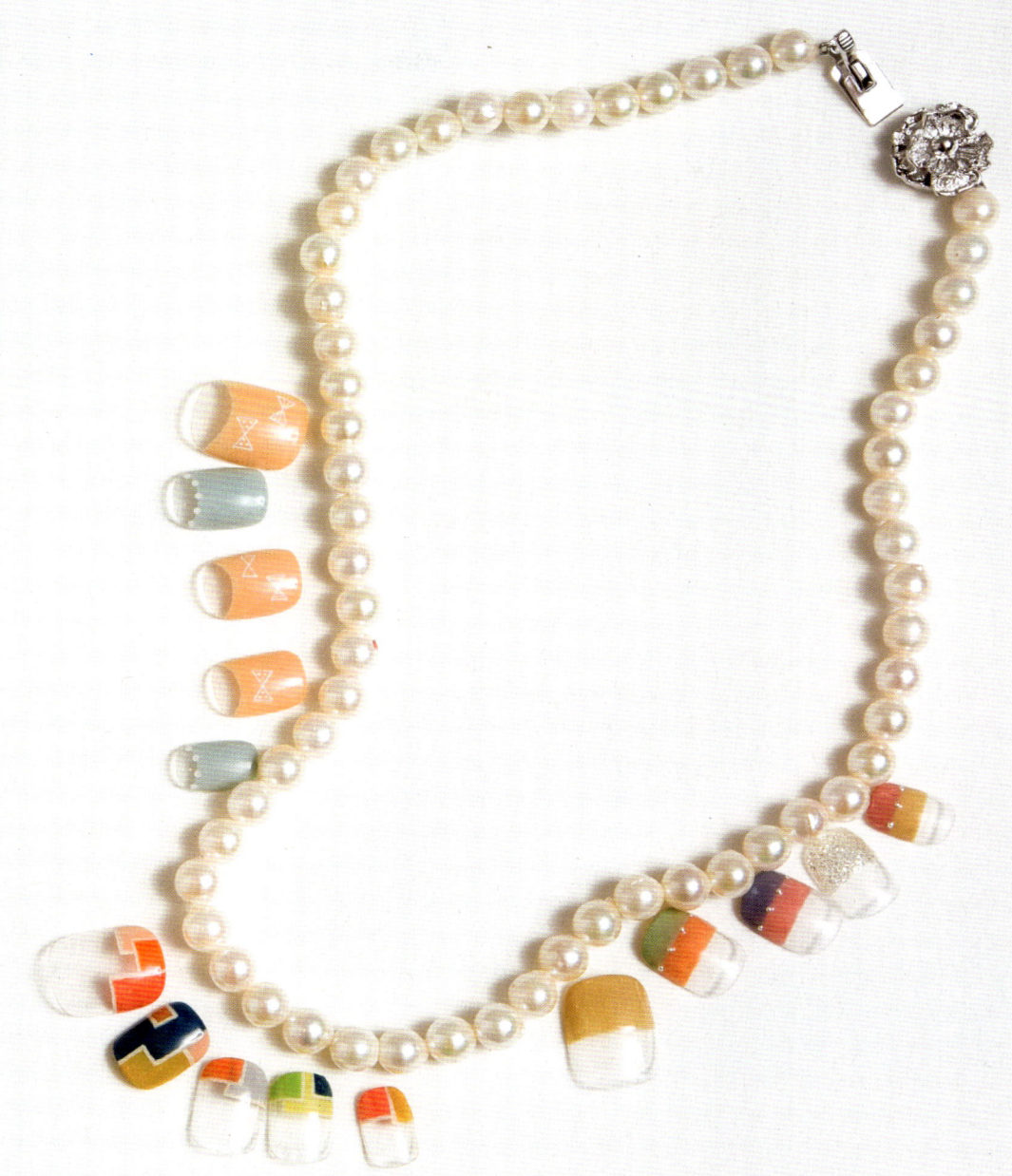

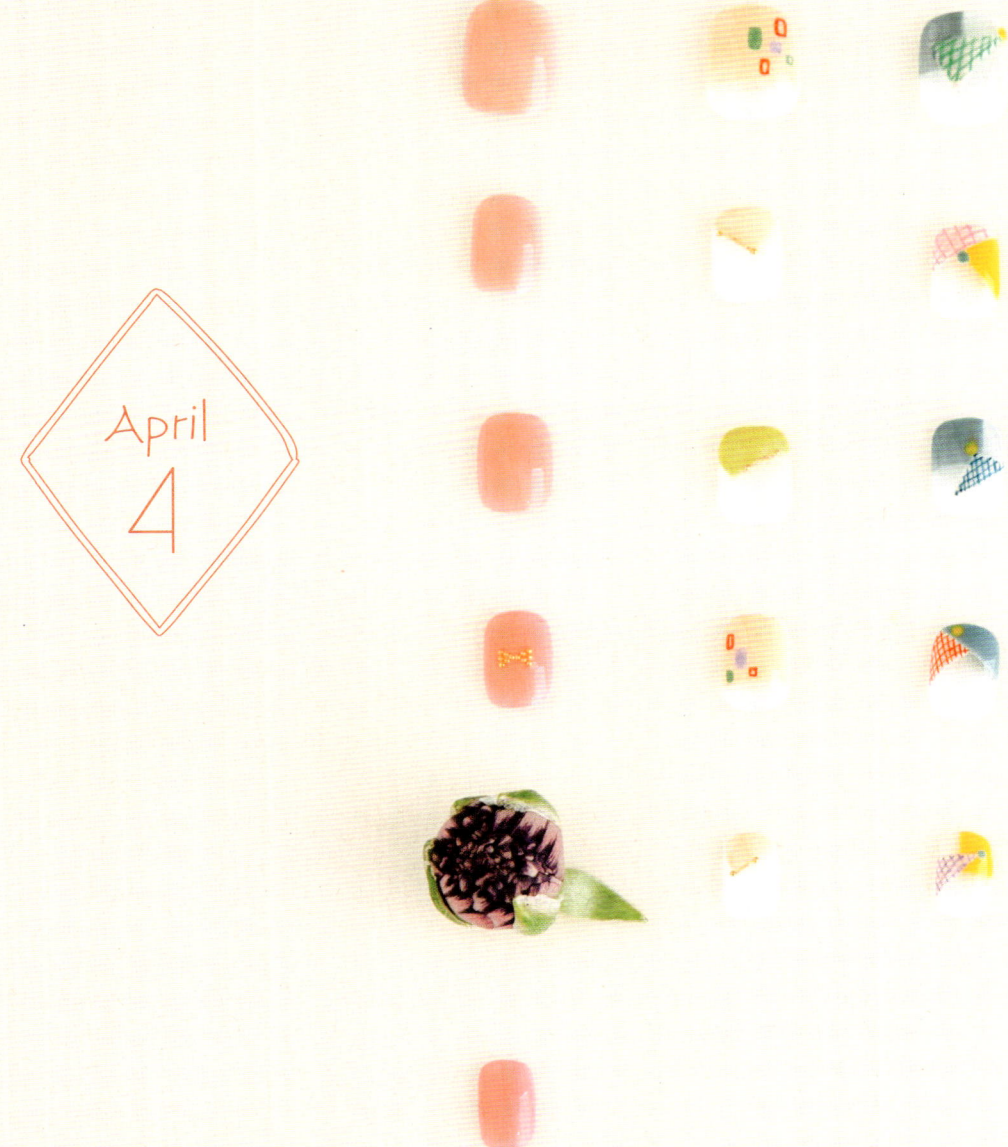

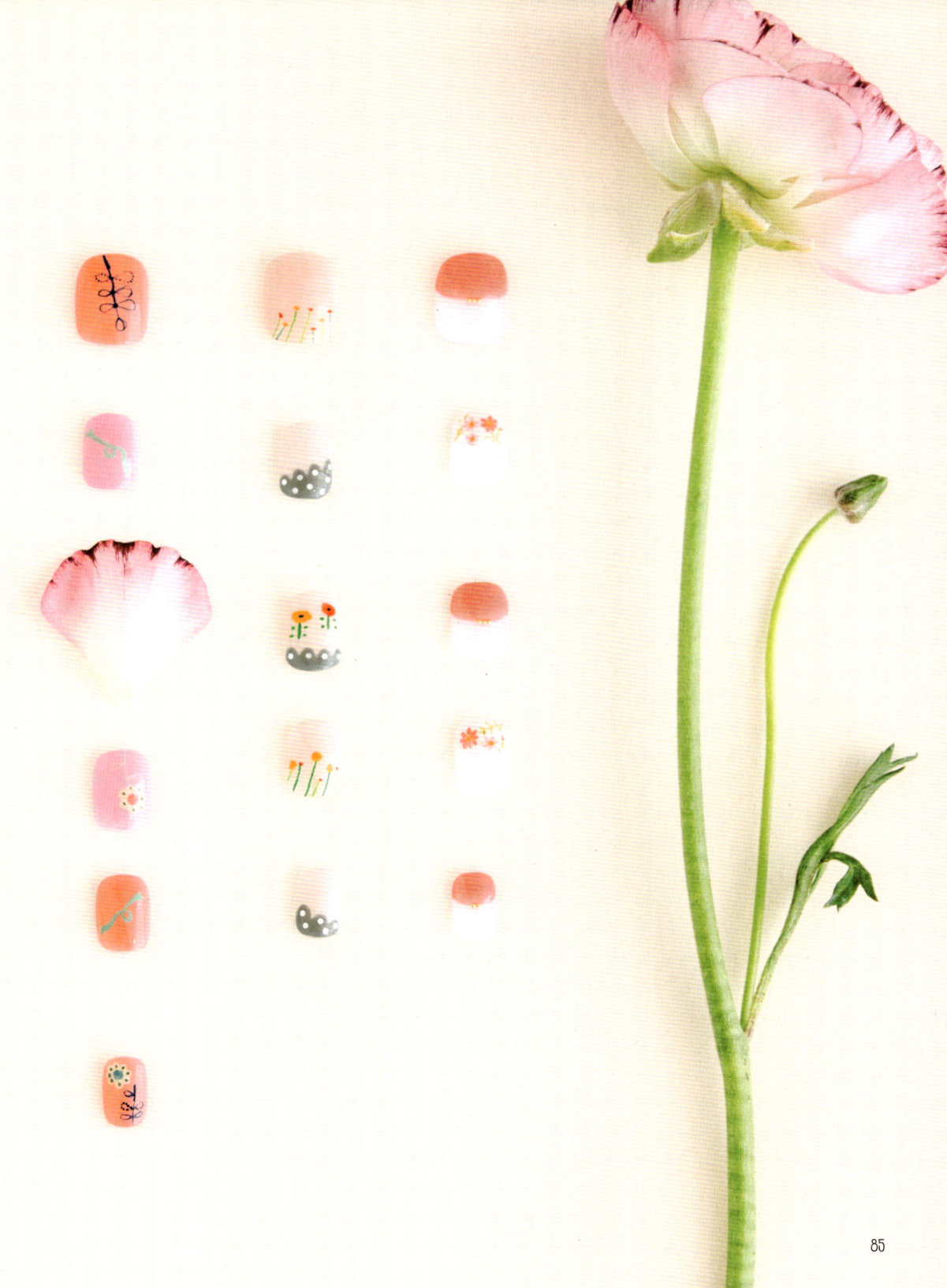

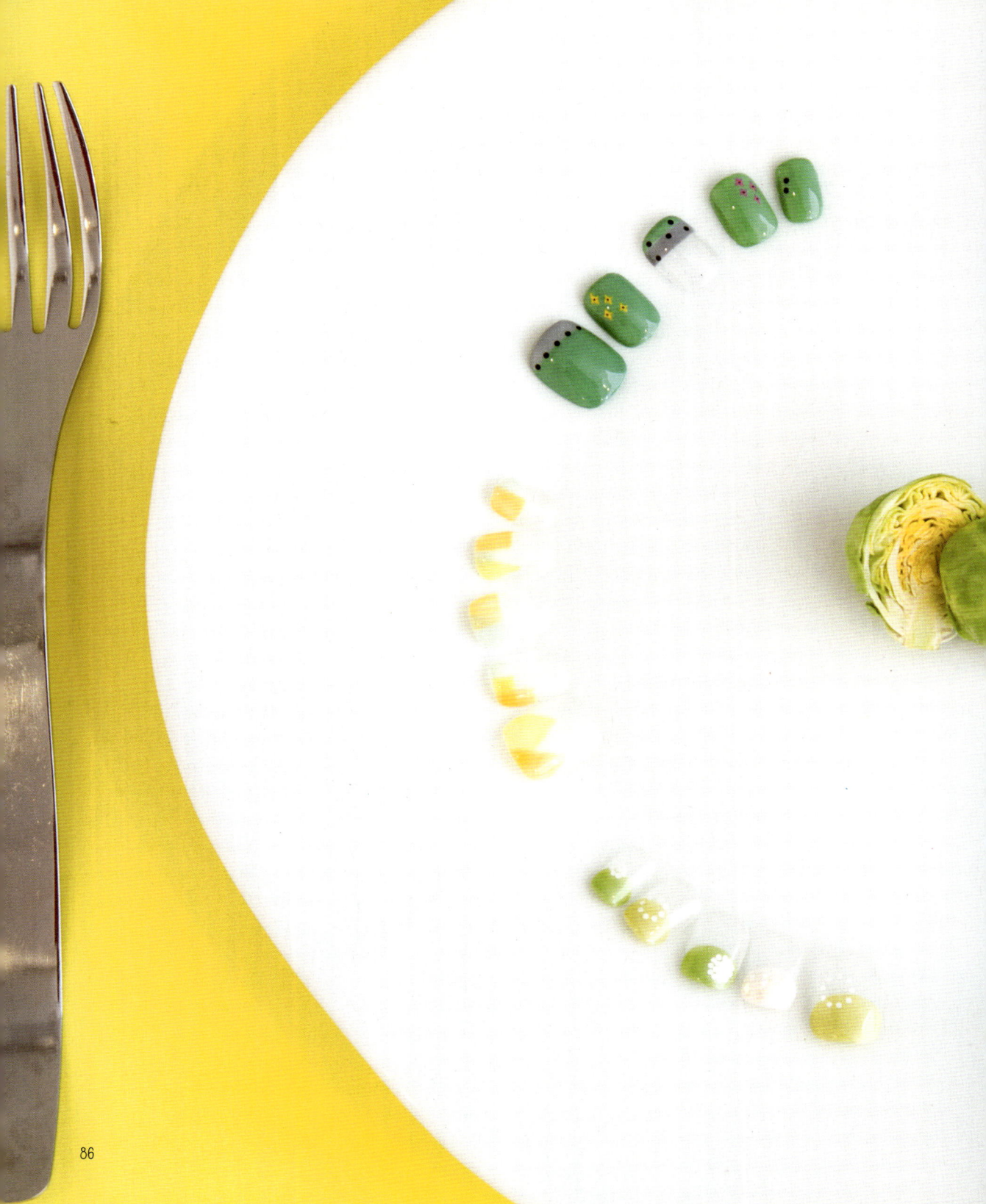

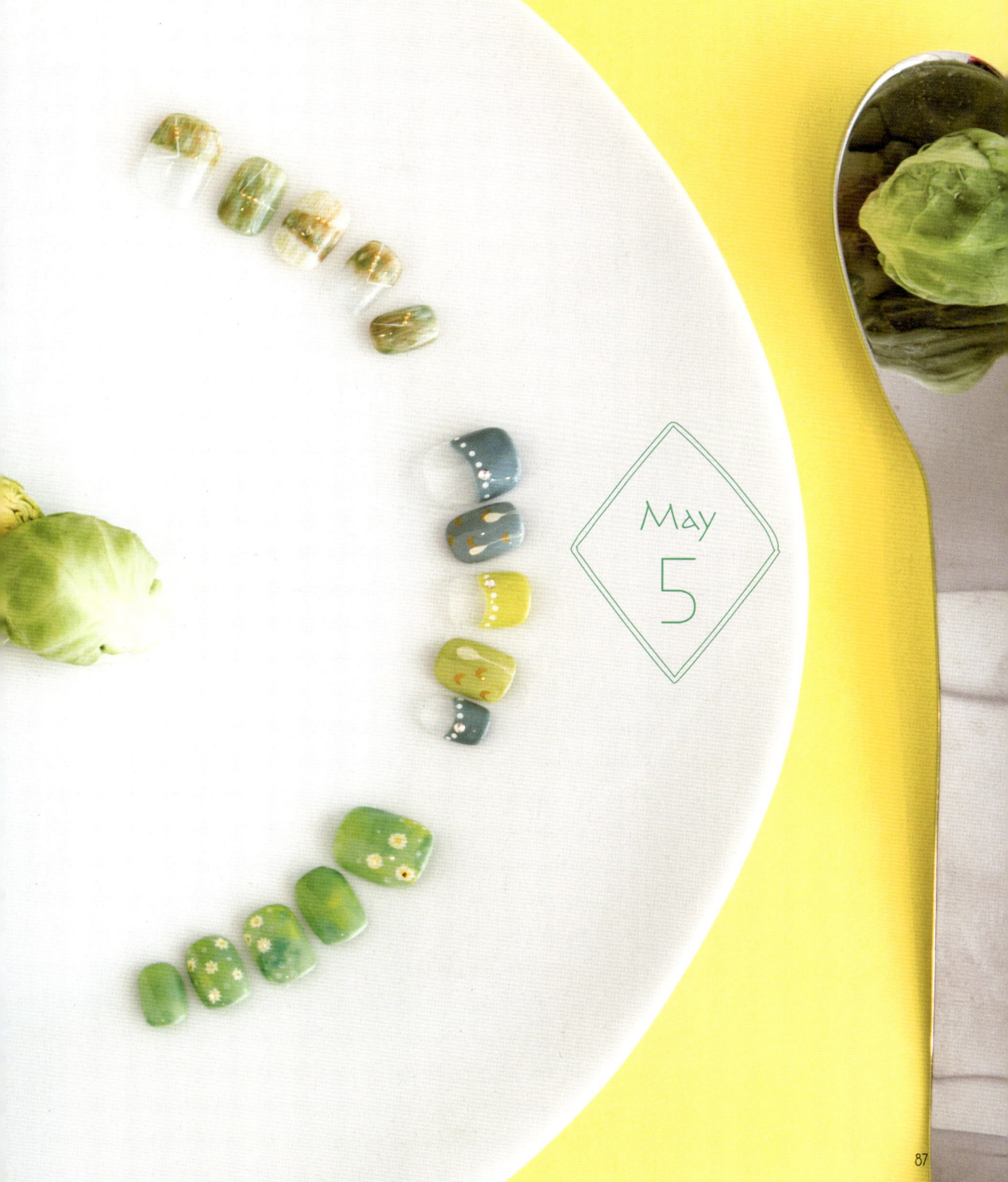

May 5

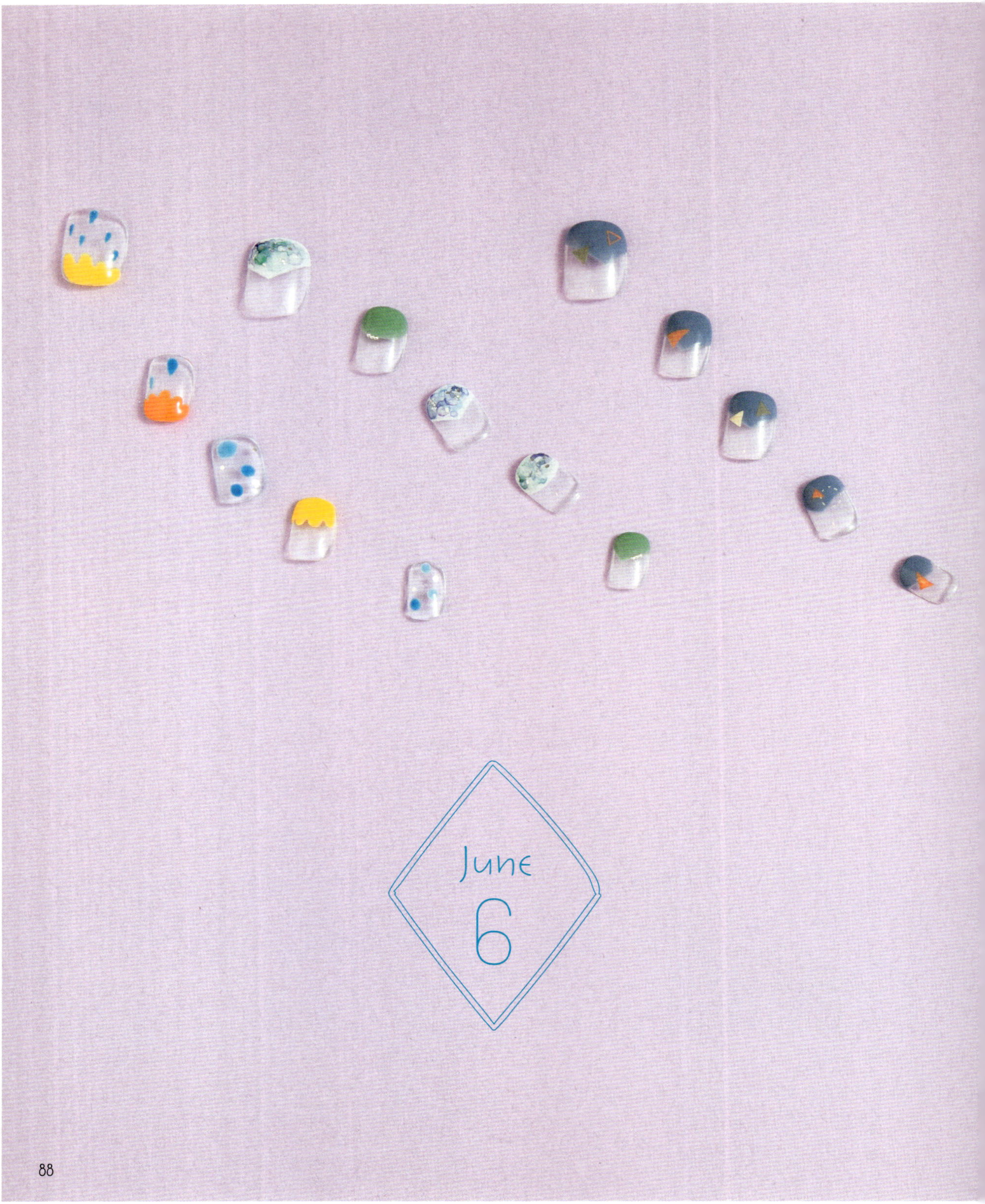

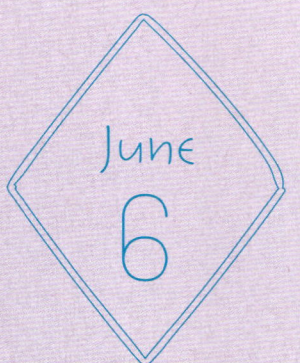

June
6

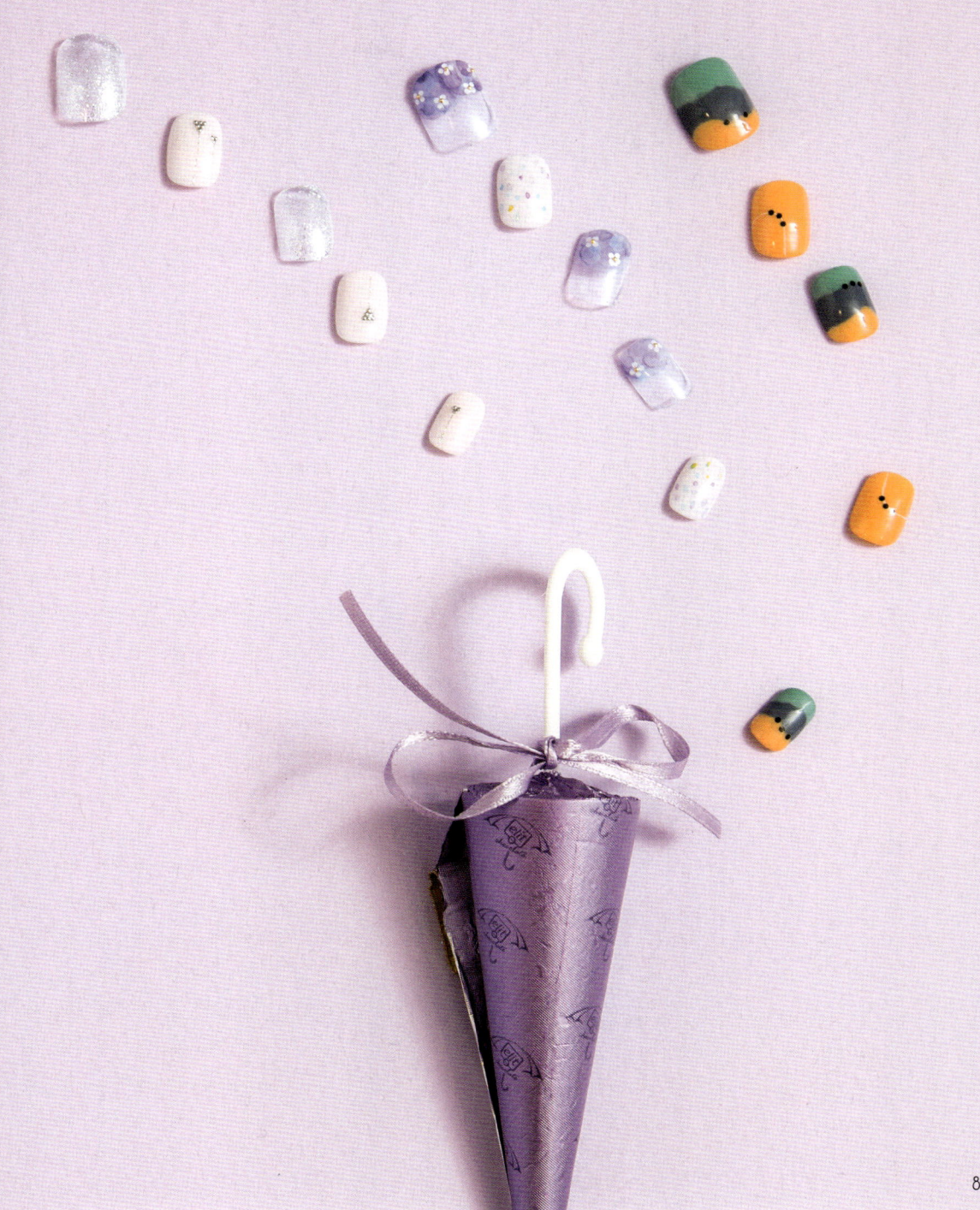

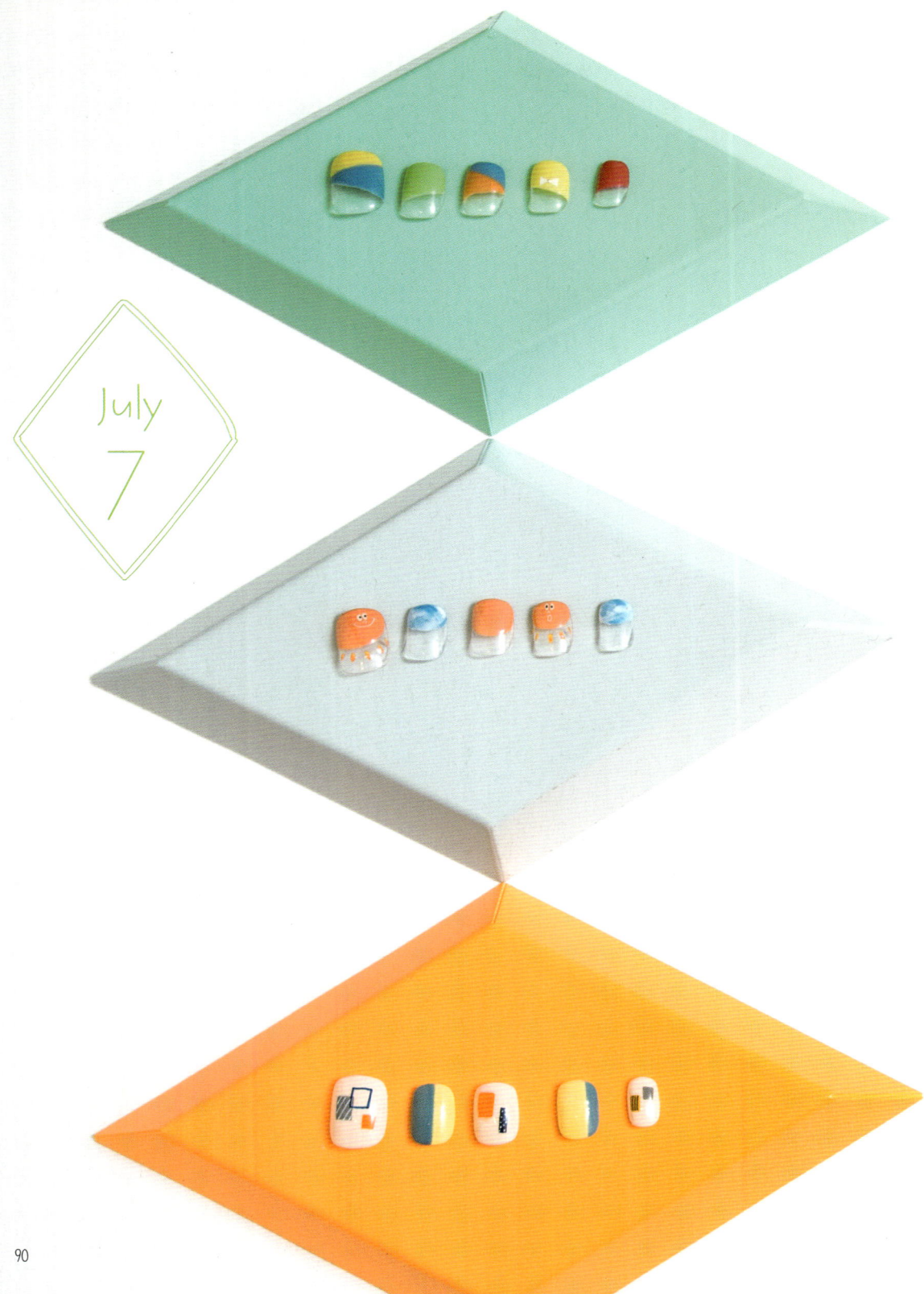

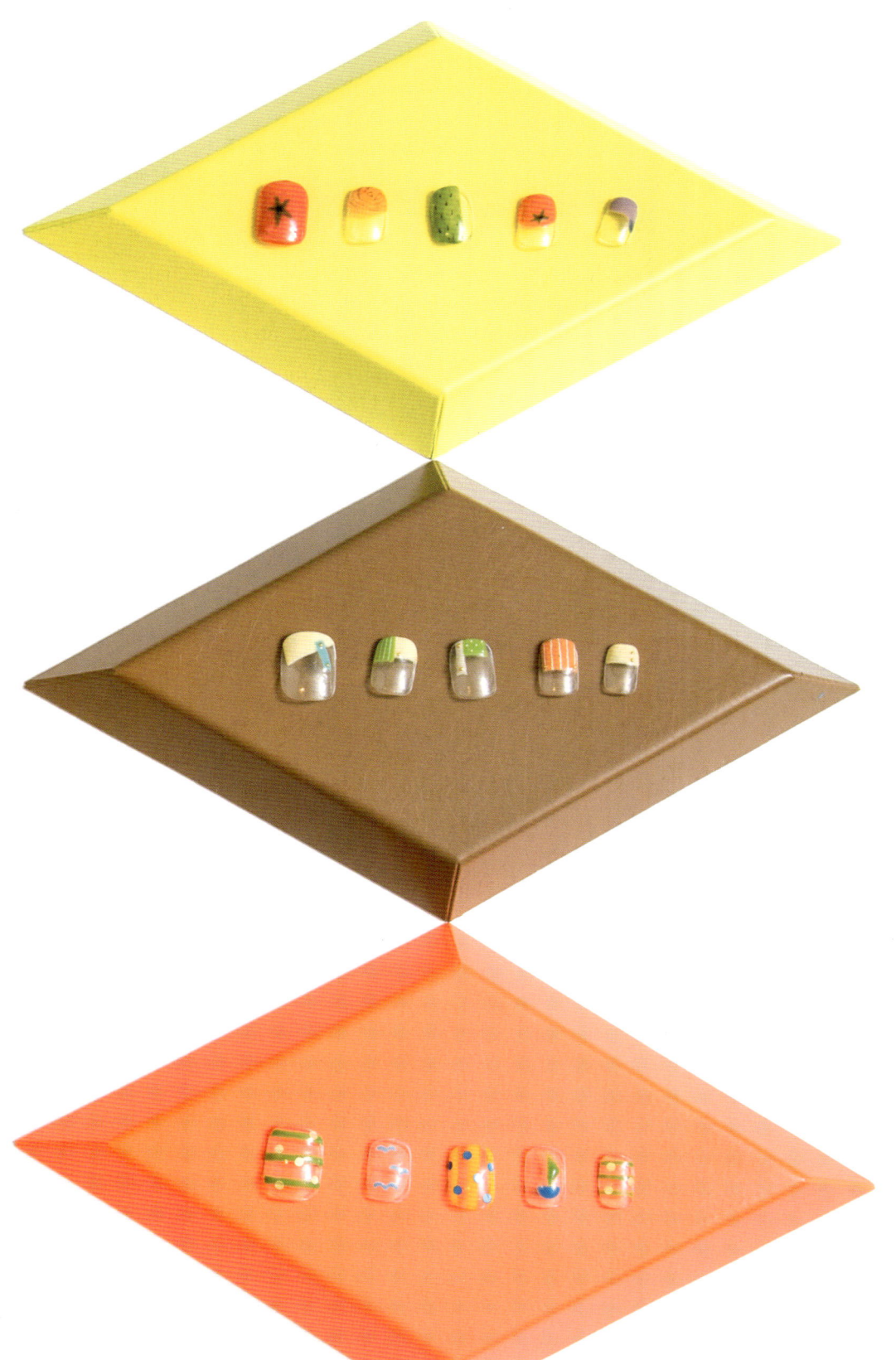

August 8

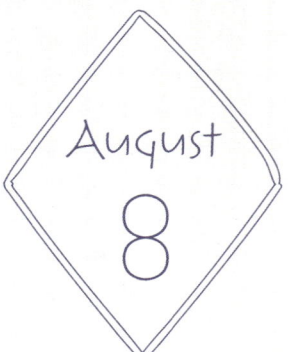
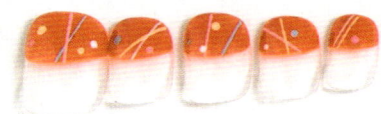
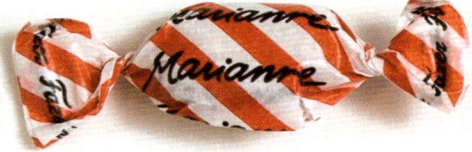
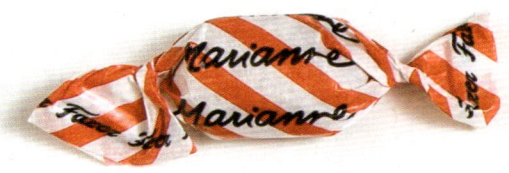
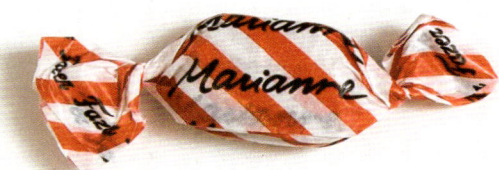
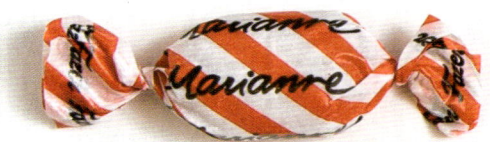
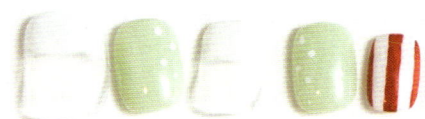
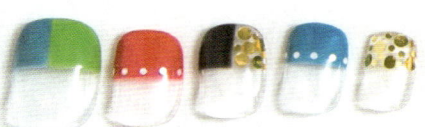
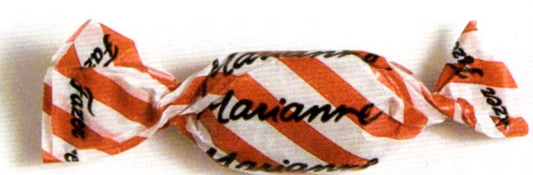

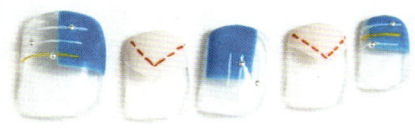
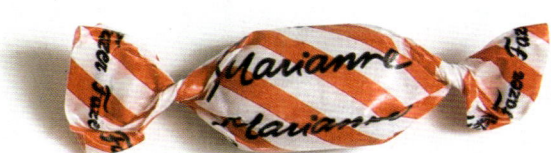
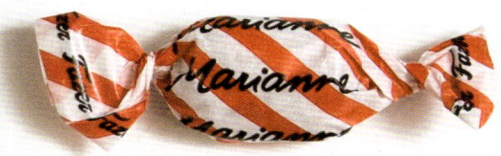
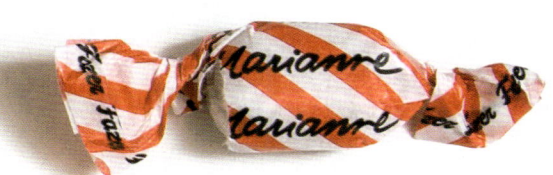
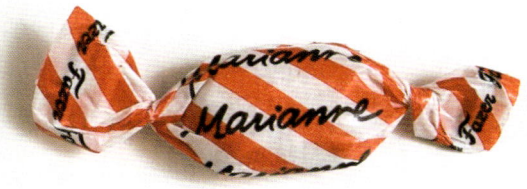
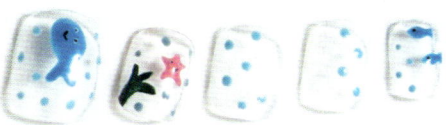
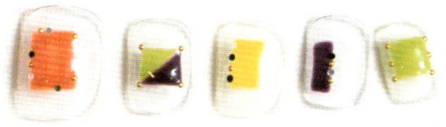
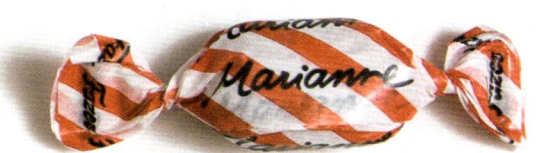

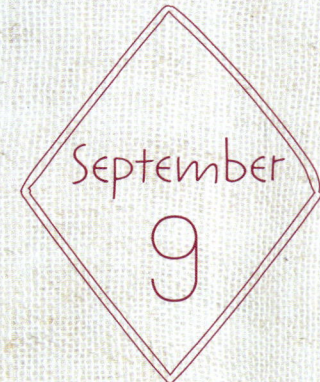

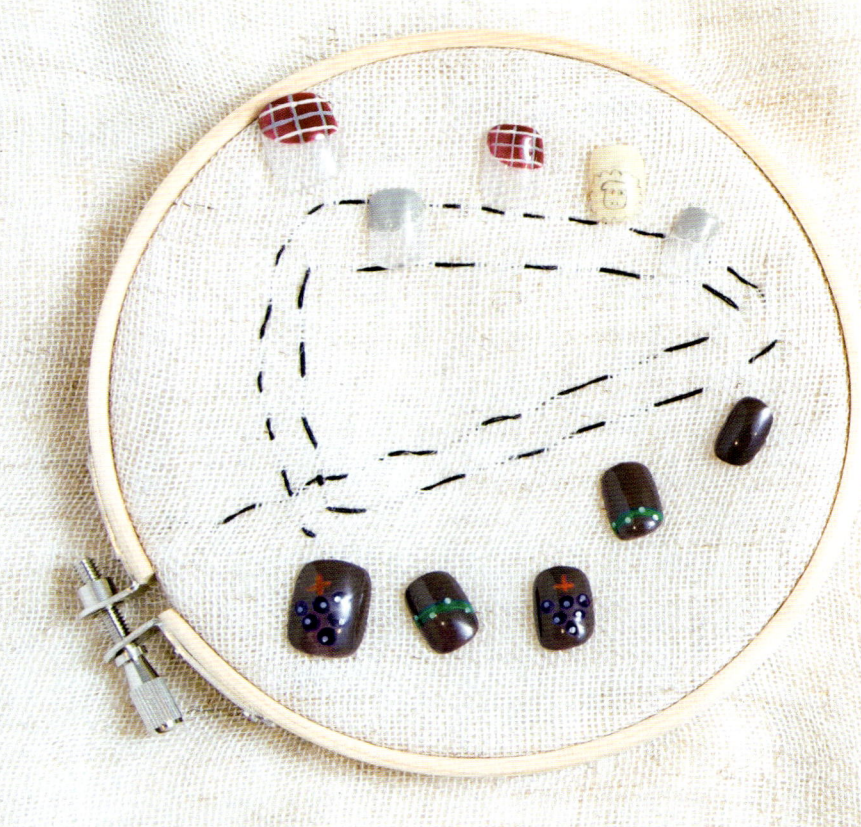

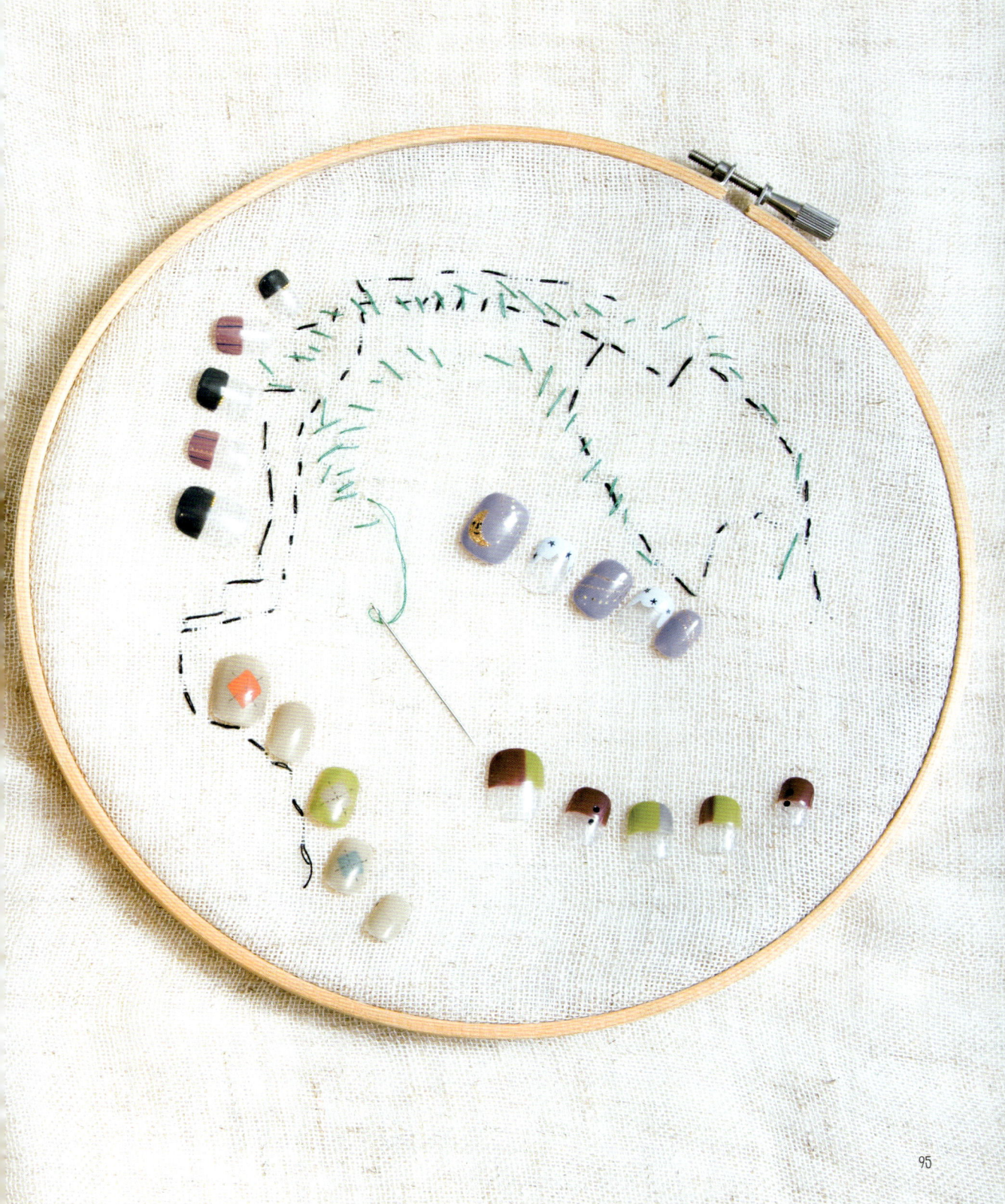

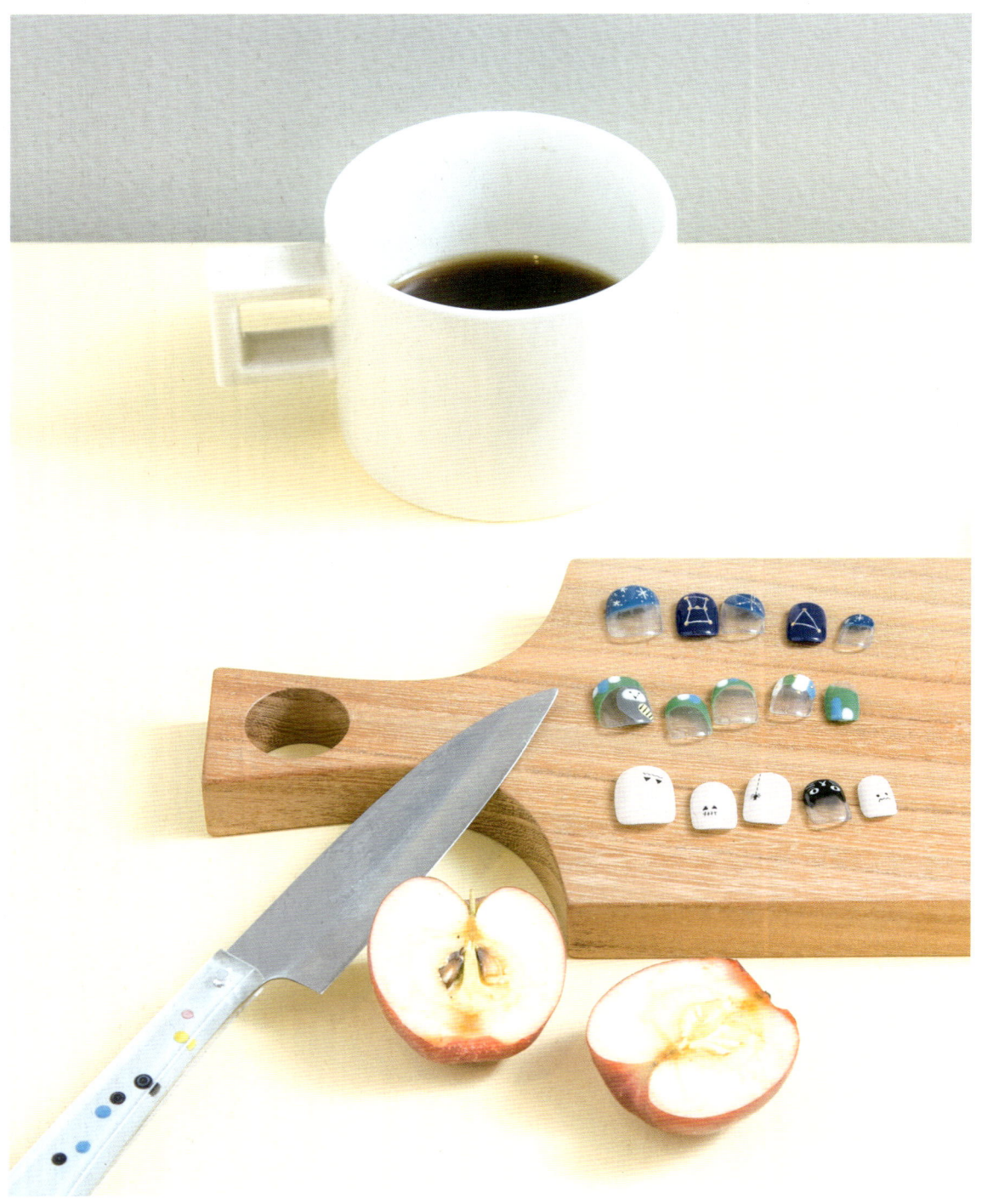

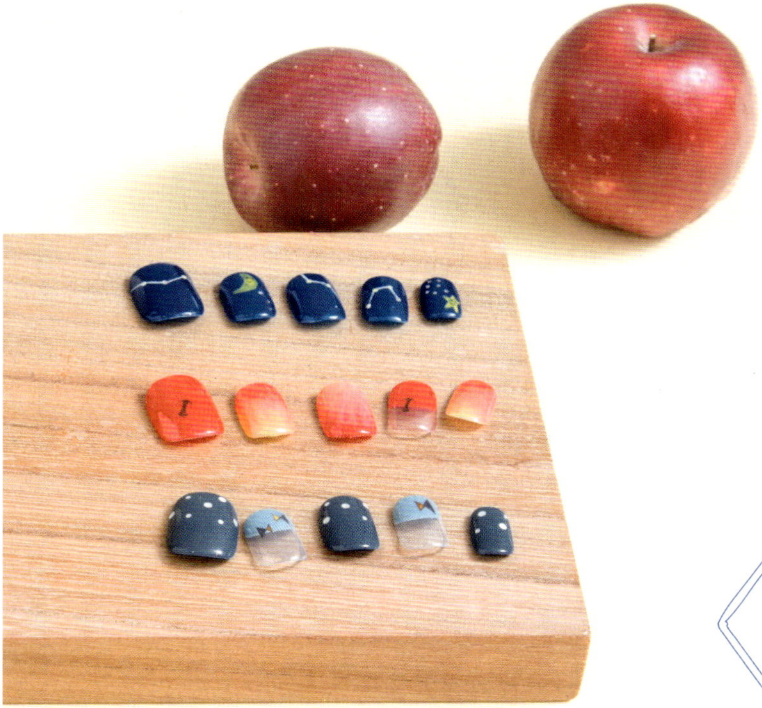

October
10

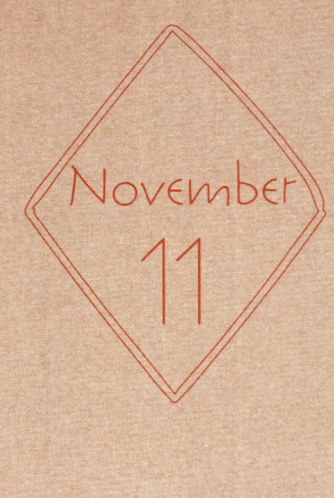
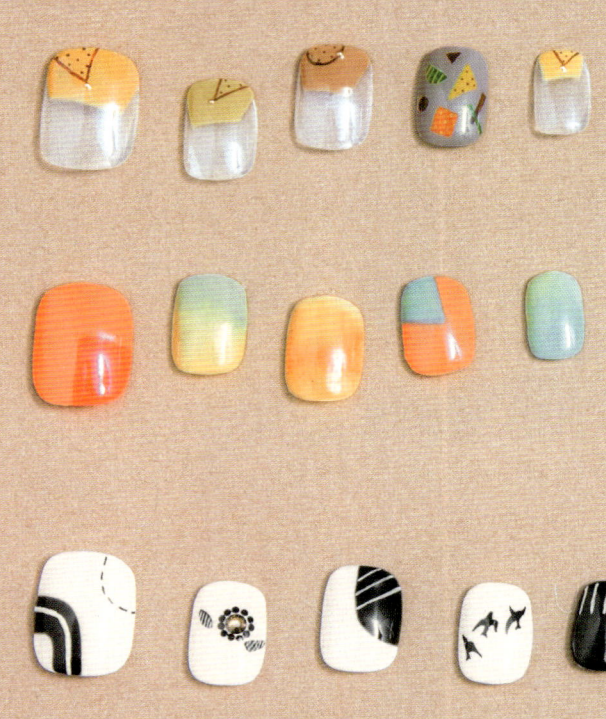
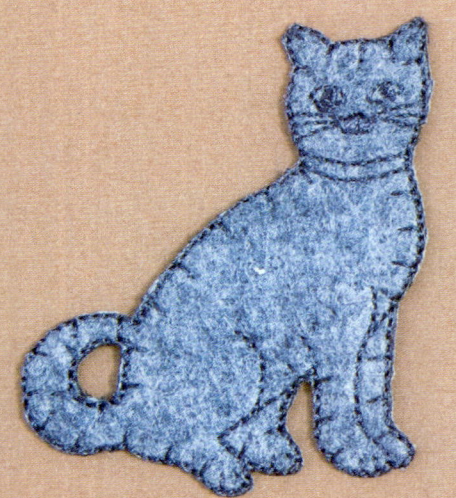

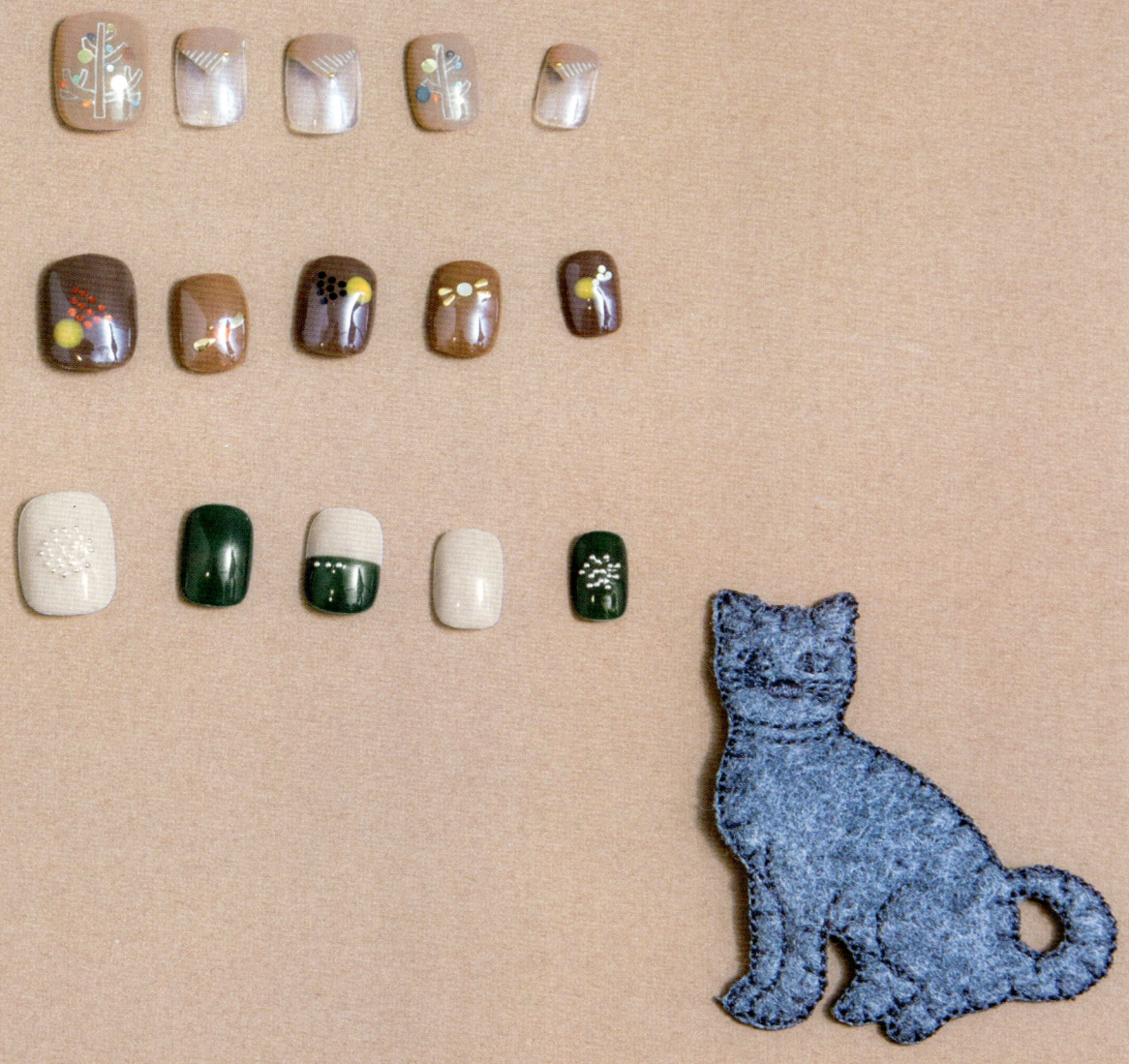

December
12

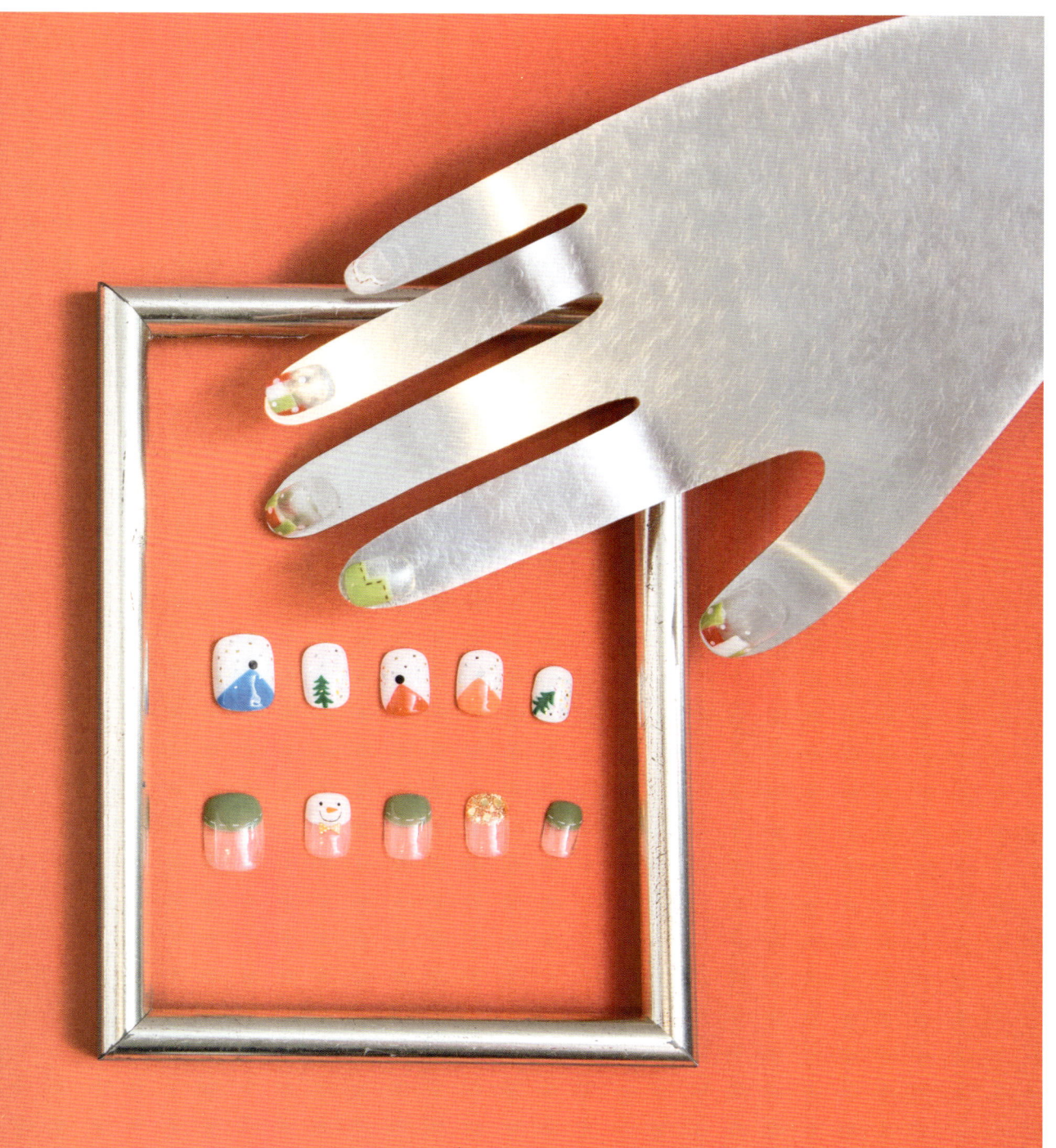

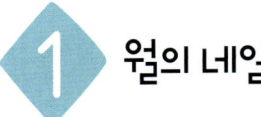

JANUARY

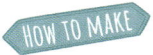

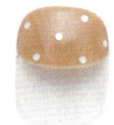  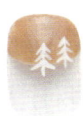 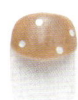 

세 개는 라이트브라운으로 둥근 프렌치를 만들고 나머지 두 개는 실버 글리터를 전체에 칠합니다. 흰색 홀로그램으로 도트를 만들고 흰색 아크릴 물감으로 전나무를 그립니다.

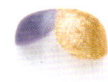

보라색과 골드 글리터로 둥근 프렌치를 조합하여 만듭니다. 골드 글리터로 선을 겹쳐 그리고 흰색 아크릴 물감으로 별을 그립니다.

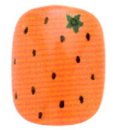 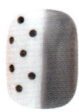 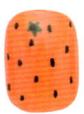 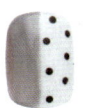 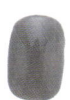

오렌지색, 흰색, 그레이를 전체에 칠합니다. 검은색 홀로그램으로 도트를 만들고 검은색 아크릴 물감으로 귤 알갱이, 초록색으로 꼭지를 그립니다.

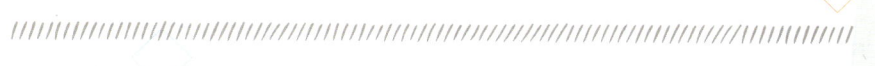
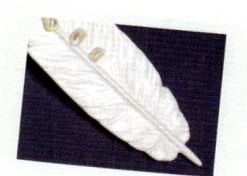

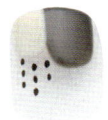

흰색, 그레이, 다크그레이로 두 개의 둥근 프렌치와 하나의 둥근 프렌치를 만듭니다. 검은색과 흰색 아크릴 물감으로 무늬를 그립니다.

흰색과 블루그레이를 전체에 칠합니다. 흰색 아크릴 물감으로 고드름, 물에 섞어 엷게 한 하늘색과 실버 글리터로 도트를 그리고 실버 스터드를 올립니다.

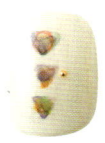 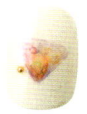 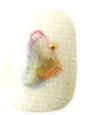 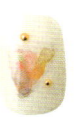 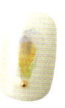

오프화이트를 전체에 칠합니다. 물에 섞어 엷게 한 보라색, 파란색, 핑크, 노란색 아크릴 물감을 섞어 모양을 그립니다. 골드 스터드를 올립니다.

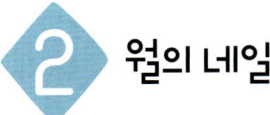

2 월의 네일

FEBRUARY

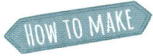

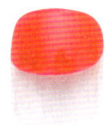   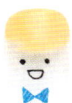

두 개는 로즈핑크의 둥근 프렌치, 가운뎃손가락은 말풍선 프렌치를 만듭니다. 나머지 두 개는 노란색으로 남자아이와 여자아이의 머리모양을 만들고 아크릴 물감으로 얼굴, 리본, 넥타이, 하트를 그립니다.

집게손가락과 새끼손가락은 핑크베이지를 전체에 칠하고 손톱뿌리에 골드 스터드를 올립니다. 엄지손가락과 가운뎃손가락은 핑크와 흰색의 마블을 만들고 흰색 아크릴 물감으로 무늬를 그립니다. 약손가락은 골드 글리터로 그러데이션을 만듭니다.

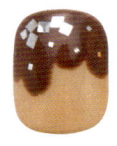 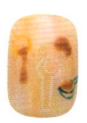 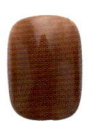 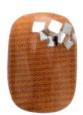 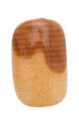

베이지와 브라운을 전체에 칠하고 나서 초콜릿이 흘러내리는 듯한 느낌으로 엄지손가락과 새끼손가락에 변형 프렌치를 만듭니다. 아크릴 물감으로 숟가락 그림을 그리고 브라운 컬러젤로 초콜릿을 그려 넣습니다. 사각형 홀로그램을 올립니다.

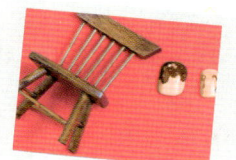

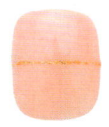  

엷은 핑크와 흰색을 전체에 칠하고 집게손가락과 약손가락만 가운데를 뚫어 놓습니다. 골드 글리터로 선을 그리고 스터드를 올립니다. 하늘색과 핑크 아크릴 물감으로 모양을 그리고 새끼손가락 손톱 끝에 수채의 마블 프렌치를 만듭니다.

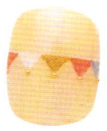 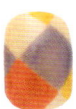 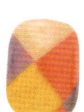 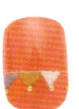

베이지와 빨간색을 전체에 칠합니다. 빨간색, 보라색, 노란색으로 다이아몬드 모양을 겹쳐 그립니다. 아크릴 물감으로 깃발을 그리고 골드 스터드를 올립니다.

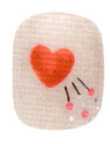 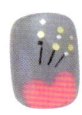 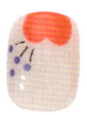 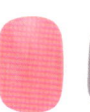

흰색, 핑크, 그레이를 전체에 칠하고 빨간색과 핑크의 하트를 겹쳐 그립니다. 검은색 아크릴 물감과 홀로그램을 사용해 그림을 그립니다.

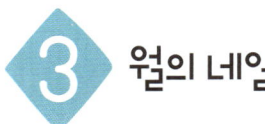

MARCH

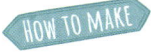

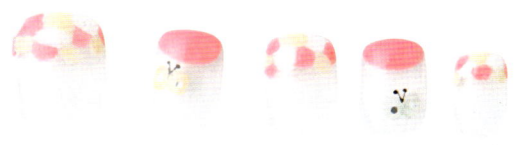

세 개는 핑크, 노란색, 흰색의 도트 프렌치를 만듭니다. 나머지 두 개는 핑크의 얕은 둥근 프렌치를 만듭니다. 흰색과 노란색 아크릴 물감으로 나비를 그리고 실버 홀로그램을 올립니다.

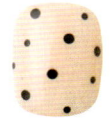 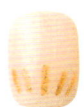 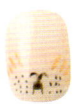 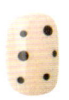

라이트베이지를 전체에 칠합니다. 엄지손가락과 새끼손가락은 크고 작은 검은색 홀로그램으로 도트를 만들고 나머지 손가락은 아크릴 물감과 골드 글리터로 사자를 그립니다.

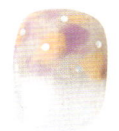 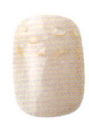  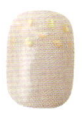 

두 개는 어두운 베이지를 전체에 칠하고 나머지 세 개는 보라색과 노란색을 더해 마블 프렌치를 만듭니다. 자개와 실버 홀로그램을 올립니다.

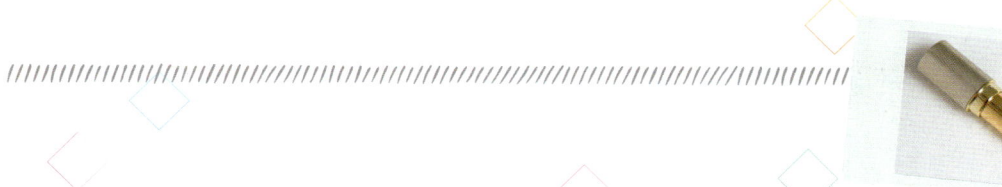

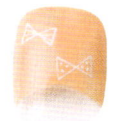  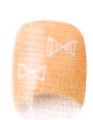 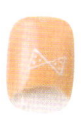 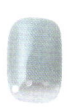

엷은 오렌지색과 하늘색으로 루눌라 프렌치를 만듭니다. 흰색 아크릴 물감으로 리본을 그리고 화이트 실버 홀로그램을 올립니다.

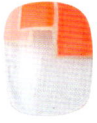 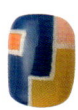 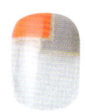 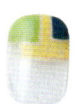

약간 어두운 색을 조합하여 사각 프렌치를 겹쳐 모양을 만듭니다. 오프화이트 아크릴 물감으로 프렌치 라인을 그립니다.

 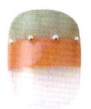 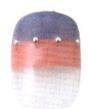 

약손가락 이외의 네 개는 겨자색, 초록색, 오렌지색, 보라색, 핑크를 겹쳐 직선 프렌치를 만듭니다. 약손가락은 실버 글리터로 직선 프렌치를 만듭니다. 실버 스터드를 올립니다.

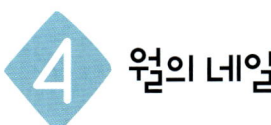 4월의 네일

APRIL

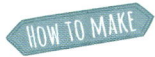

 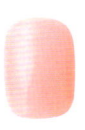  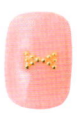 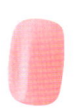

엄지손가락부터 새끼손가락까지 이어지는 옅은 핑크의 그러데이션입니다. 약지의 가운데에 골드 스터드로 리본을 만듭니다.

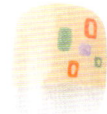

세 개는 베이지와 노란색의 삼각 프렌치를 만들고 골드 스터드와 글리터를 올립니다. 나머지 두 개는 베이지의 직선 프렌치를 만들고 물로 엷게 만든 아크릴 물감으로 번진 느낌의 사각을 그립니다.

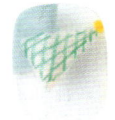  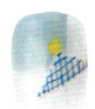 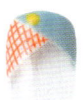

변형 프렌치를 겹쳐 만듭니다. 한 번 경화시키고 고깔모자를 그립니다. 아크릴 물감으로 체크무늬를 그립니다.

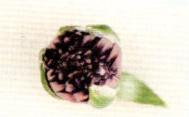

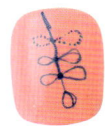 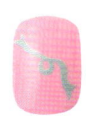 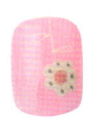 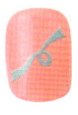 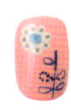

세 개는 로즈 핑크를 전체에 칠하고, 나머지 두 개는 비비드 핑크를 전체에 칠합니다. 아크릴 물감으로 꽃과 리본을 그립니다.

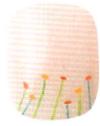  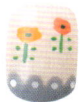 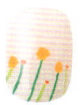

베이스가 될 오프화이트를 전체에 칠합니다. 구름 모양 프렌치의 변형을 세 개 만들고 구름 모양 위에 흰색의 홀로그램을 올립니다. 아크릴 물감으로 꽃을 그립니다.

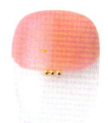   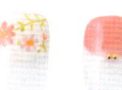

세 개에는 로즈 핑크, 나머지 두 개에는 흰색을 칠해 둥근 프렌치를 만듭니다. 로즈 핑크의 라인 위에 골드 스터드를 올립니다. 흰색에는 아크릴 물감으로 수채 느낌의 꽃을 그립니다.

Culumn 3 : 아크릴 아트로 그림 그리기

작은 캔버스에 펼쳐지는 재미있는 그림!

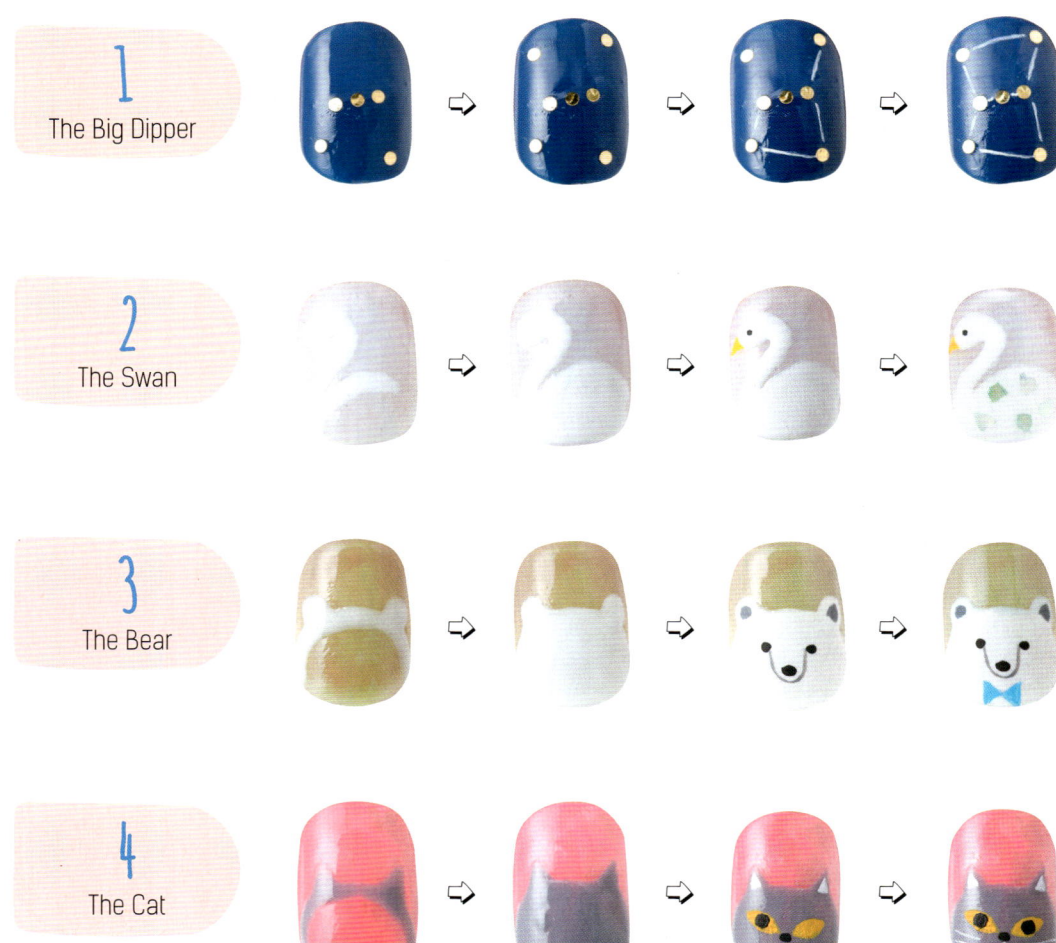

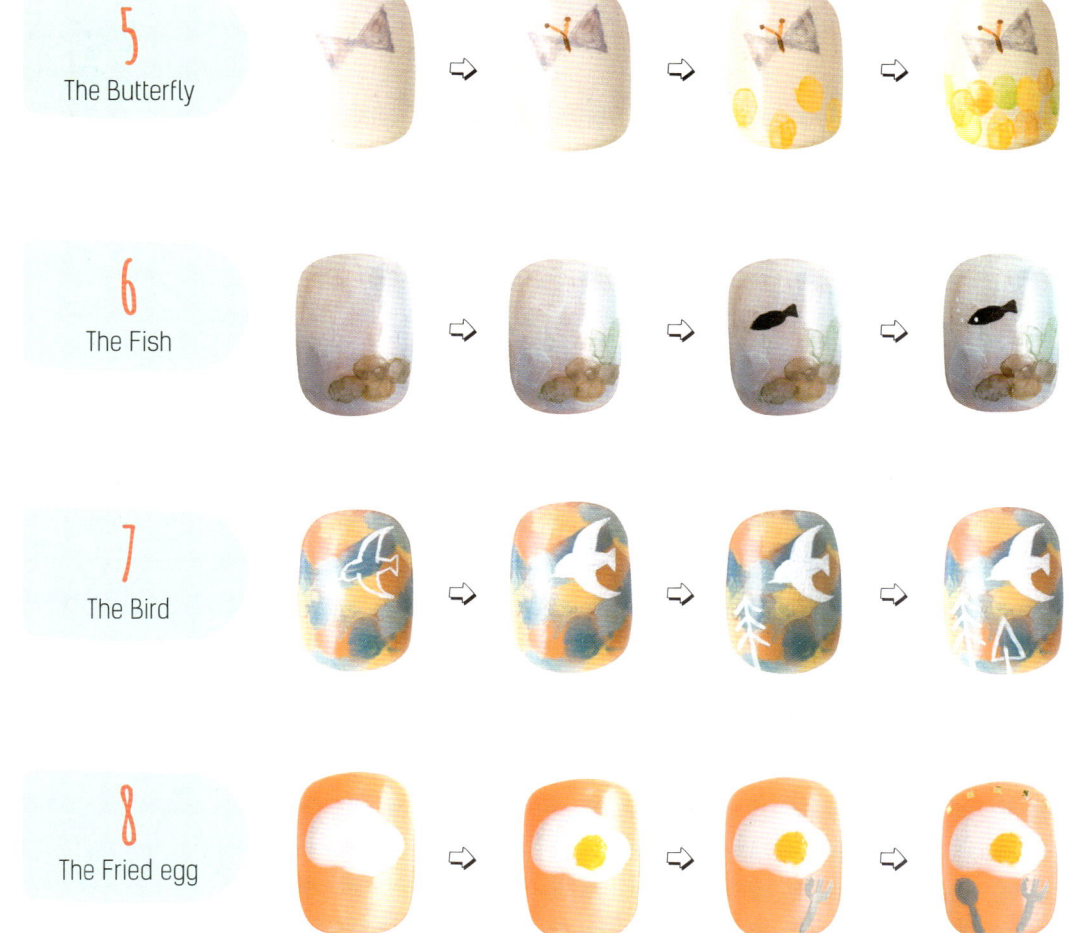

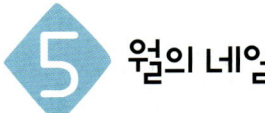 5월의 네일

MAY

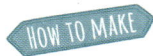

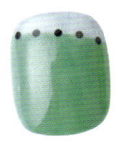 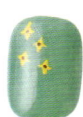 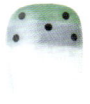 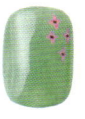 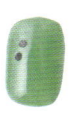

가운뎃손가락 이외의 네 개는 초록색을 전체에 칠하고 엄지손가락만 끝에 그레이를 칠합니다. 가운뎃손가락은 그린과 그레이의 직선 프렌치를 만듭니다. 블랙의 홀로그램을 올리고 아크릴 물감으로 꽃을 그립니다.

클리어젤로 엷게 한 오렌지색, 노란색, 파란색으로 삼각, 사각, 직선 프렌치를 조합합니다. 포근한 느낌으로 완성됩니다.

집게손가락 이외는 어두운 노란색과 초록색을 칠하고 집게손가락은 흰색을 칠합니다. 집게손가락에는 자개를 올리고 나머지 네 개는 흰색의 홀로그램으로 둥근 모양을 그립니다.

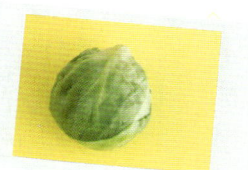

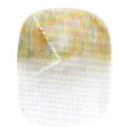 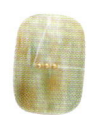 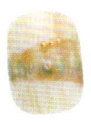 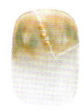 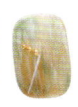

클리어젤로 엷게 한 흰색, 초록색, 브라운으로 풀과 같은 모양을 세세하게 그리면서 전체를 칠하거나 프렌치를 만듭니다. 흰색 아크릴 물감으로 선을 그리고 골드 스터드를 올립니다.

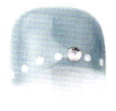 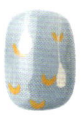 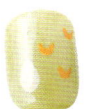

하늘색과 황록색으로 전체에 칠하거나 프렌치를 만듭니다. 흰색과 오렌지색 아크릴 물감으로 모양을 그리고 흰색의 홀로그램을 올립니다. 포인트로 라인 스톤을 장식합니다.

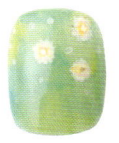 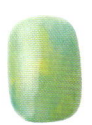 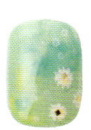 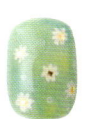 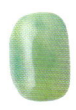

전체에 초록색을 칠합니다. 브러시의 끝으로 황록색이나 노란색을 칠해 염색 무늬를 만듭니다. 흰색 아크릴 물감으로 꽃을 그리고 사각으로 자른 골드 홀로그램을 올립니다.

6 월의 네일

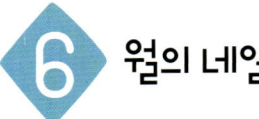

JUNE

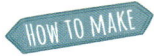

  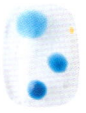  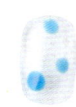

손톱뿌리나 손톱 끝에 오렌지색과 노란색으로 파도 모양의 프렌치를 만듭니다. 파란색과 하늘색으로 도트와 물방울을 그립니다. 실버 홀로그램을 가운뎃손가락과 새끼손가락에 균형을 맞춰 올립니다.

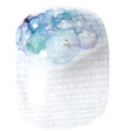 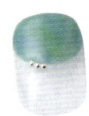 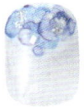 

세 개는 흰색의 삼각 프렌치, 나머지 두 개는 초록색의 둥근 프렌치를 만듭니다. 흰색에는 파란색과 보라색 아크릴 물감으로 수채화처럼 도트를 그립니다. 전체에 실버 글리터, 스터드, 홀로그램을 올립니다.

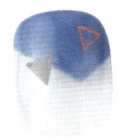 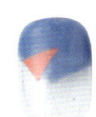  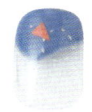

파란색 삼각 프렌치를 만들고 아크릴 물감으로 삼각형을 그립니다. 삼각 안을 색칠하거나 테두리만 그리는 등 랜덤으로 그리는 것이 포인트입니다. 약손가락에 흰색 아크릴 물감으로 원을 그립니다.

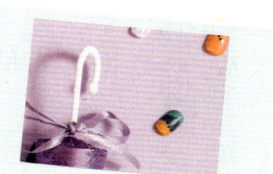

 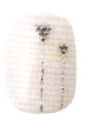  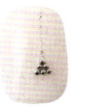 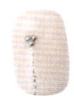

두 개는 전체를 실버 글리터로 그러데이션으로 칠합니다. 나머지 세 개는 전체에 흰색을 칠합니다. 실버 글리터로 얇은 선을 그리고 실버 스터드로 삼각을 만듭니다.

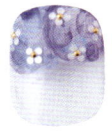 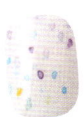 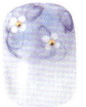 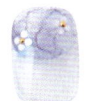

세 개는 보라색 아크릴 물감으로 수채 아트의 프렌치를 만듭니다. 그 위에 홀로그램과 스터드로 꽃을 만듭니다. 나머지 두 개는 흰색을 전체에 칠하고 나서 보라색과 파란색, 노란색 아크릴 물감으로 수채의 도트를 그립니다.

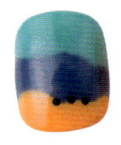 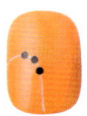 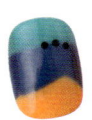 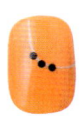 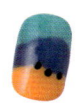

오렌지색을 전체에 칠한 다음 초록색과 파란색으로 가로줄을 세 개 만듭니다. 흰색 아크릴 물감으로 선을 그린 다음 검은색 홀로그램을 올립니다.

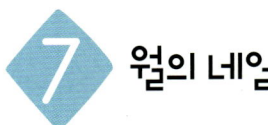

7월의 네일
JULY

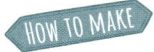

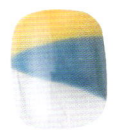  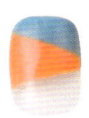  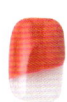

노란색, 파란색, 초록색, 오렌지색, 빨간색을 조합하여 프렌치를 만듭니다. 약손가락에 흰색 아크릴 물감으로 리본을 그리고 실버 스터드를 올립니다.

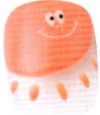  

세 개는 코랄오렌지로 둥근 프렌치를 만들고 해의 얼굴을 아크릴 물감으로 그립니다. 나머지 두 개는 파란색과 흰색으로 마블 프렌치를 만듭니다.

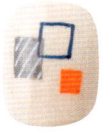 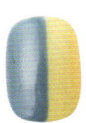 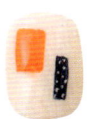 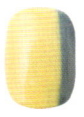 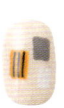

세 개는 전체에 흰색을 칠하고 아크릴 물감으로 사각형을 그립니다. 나머지 두 개는 노란색과 파란색을 세로로 반씩 칠합니다.

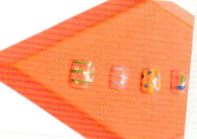

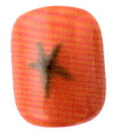 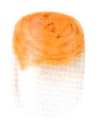 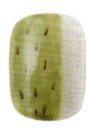 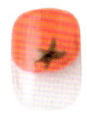 

엄지손가락부터 순서대로 토마토, 양파, 오이, 토마토, 가지를 그려갑니다. 젤로 베이스 색을 칠한 다음 물로 엷게 한 아크릴 물감으로 꼭지 등을 그립니다.

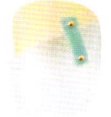   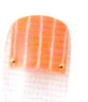

노란색, 황록색, 하늘색, 오렌지색으로 프렌치를 조합합니다. 흰색 아크릴 물감으로 스트라이프나 도트를 그리고 스터드를 올립니다.

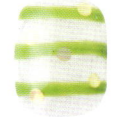  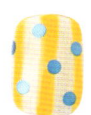 

두 개는 초록색 가로줄을 그리고, 한 개는 노란색의 세로줄을 그립니다. 나머지 두 개는 갈매기와 요트를 그립니다. 엄지손가락과 새끼손가락에 노란색 홀로그램, 가운뎃손가락에 파란색 홀로그램을 올립니다.

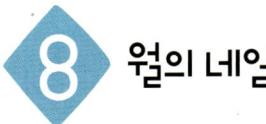

8 월의 네일

AUGUST

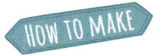

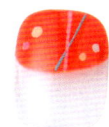 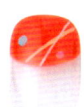 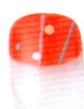 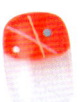

빨간색으로 둥근 프렌치를 만들고 파란색, 핑크, 노란색 아크릴 물감으로 선과 도트를 균형 있게 그립니다.

 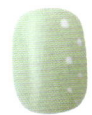  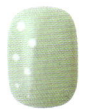 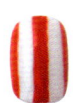

두 개는 크림소다를 연상시키는 거품과 같은 프렌치를 만듭니다. 두 개는 황록색을 전체에 칠하고 흰색으로 거품과 같은 도트를 만듭니다. 나머지 한 개는 흰색을 전체에 칠하고 빨간색 스트라이프를 그립니다.

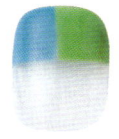 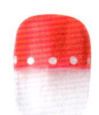 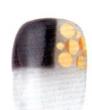 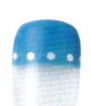 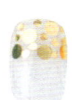

파란색, 초록색, 핑크레드, 다크그레이 아크릴 물감과 골드의 크고 작은 홀로그램을 조합하여 직선 프렌치를 만듭니다. 흰색 홀로그램을 프렌치 위에 올립니다.

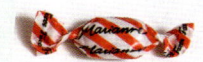

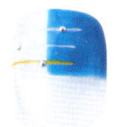 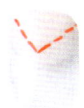 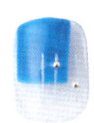 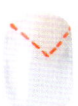 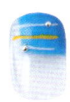

세 개는 파란색으로 직선 프렌치의 변형을 만들고 나머지 두 개는 흰색으로 삼각 프렌치를 만듭니다. 아크릴 물감으로 선을 그리고 실버 스터드를 올립니다.

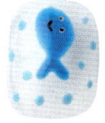 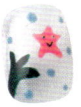  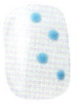

파란색으로 도트, 물고기, 불가사리를 그립니다. 아크릴 물감으로 미역, 물고기, 불가사리의 얼굴을 그립니다.

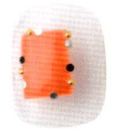 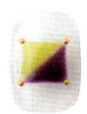 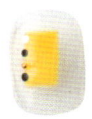 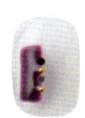

오렌지색, 황록색, 노란색, 보라색을 조합하여 사각을 만듭니다. 검은색, 흰색, 실버 홀로그램, 골드 스터드를 올립니다.

Culumn 4 : 재미있는 아트 파츠

아이디어를 더할수록 더욱 재미있어져요!

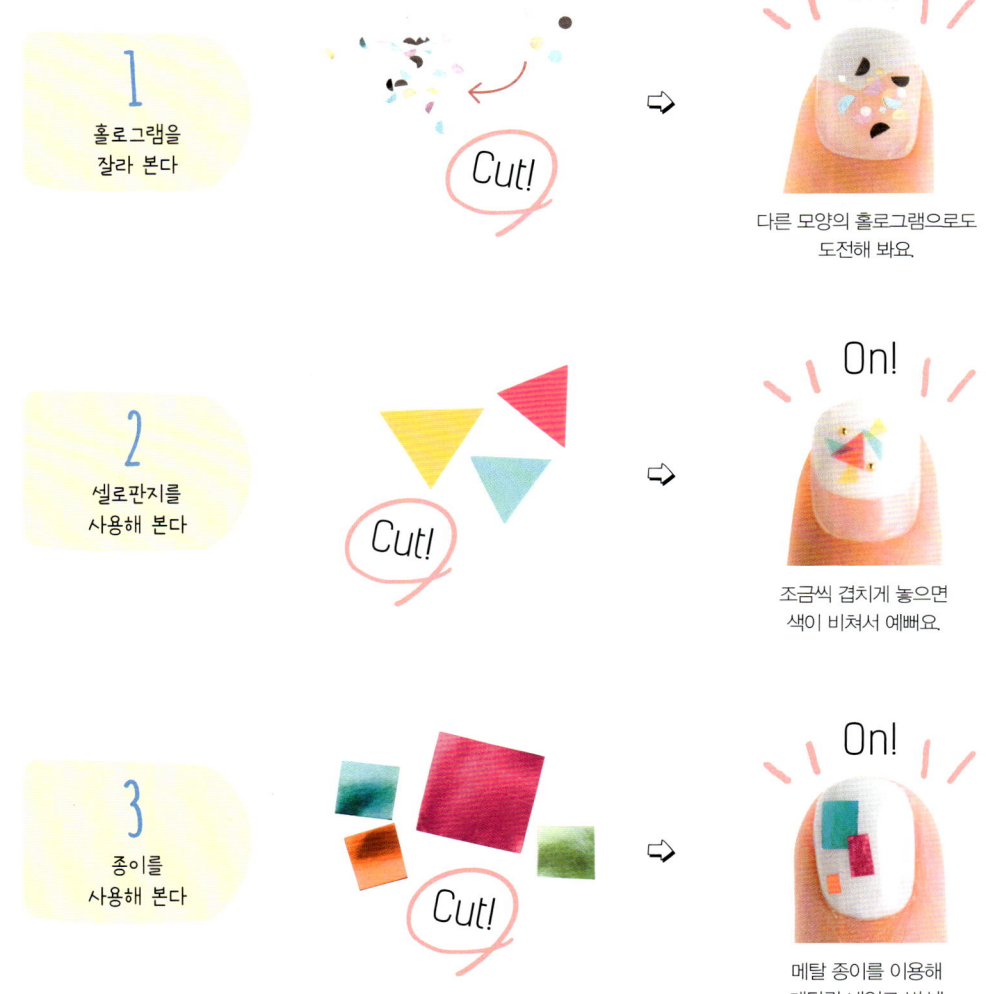

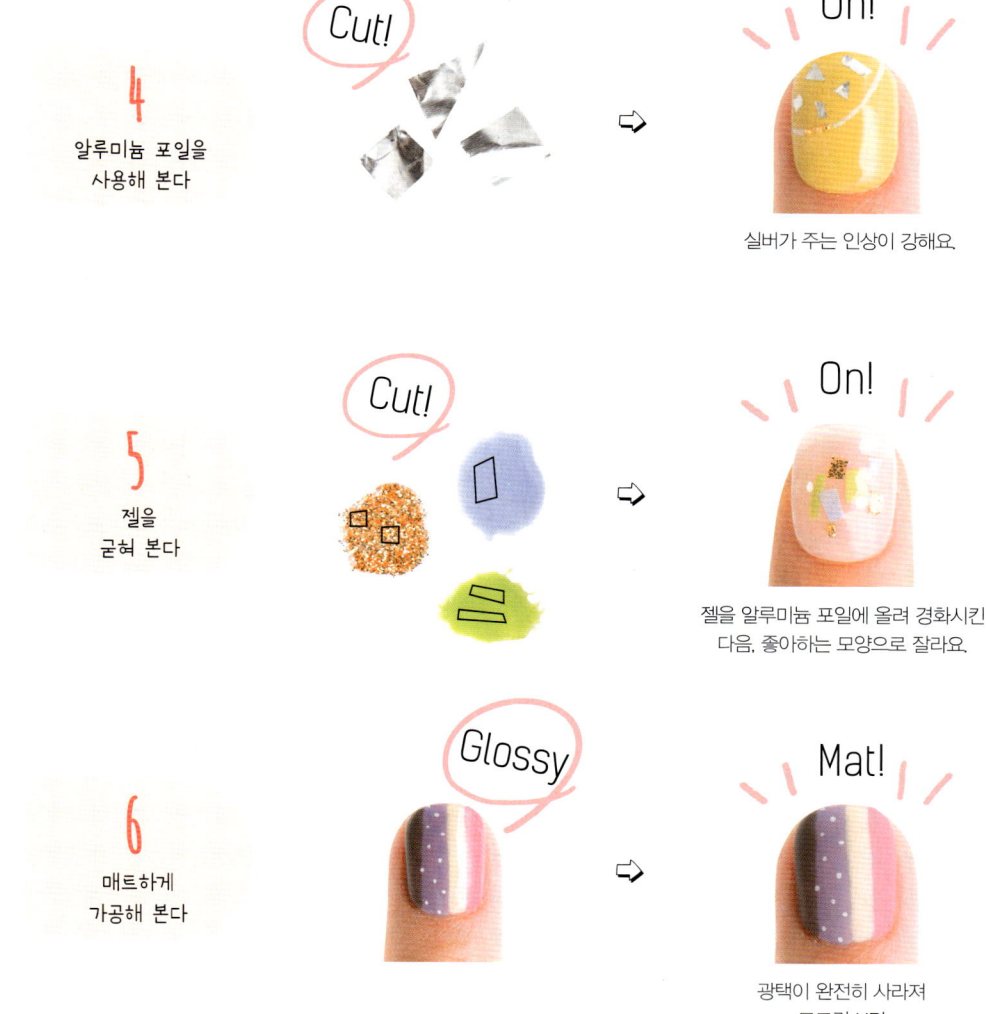

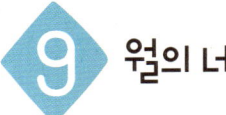

월의 네일

SEPTEMBER

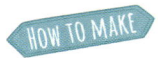

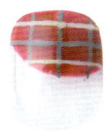  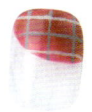 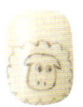

와인색과 그레이로 두 개씩 비스듬한 둥근 프렌치를 만듭니다. 나머지 한 개는 흰색을 전체에 칠합니다. 아크릴 물감으로 체크무늬나 꼬불꼬불한 선, 양을 그립니다.

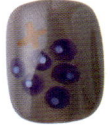 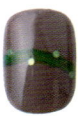 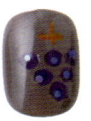 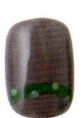 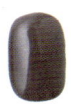

퍼플브라운을 전체에 칠합니다. 보라색 아크릴 물감으로 포도를 그리고 초록색으로 담쟁이덩굴을 그립니다. 포도와 담쟁이덩굴의 위에 홀로그램을 올립니다.

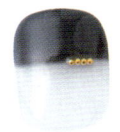 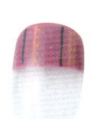 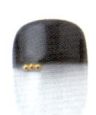 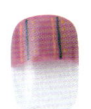 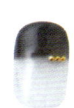

어두운 네이비와 핑크로 직선 프렌치를 만듭니다. 핑크에는 아크릴 물감으로 스트라이프 무늬를 그리고 어두운 네이비에는 골드 스터드를 올립니다.

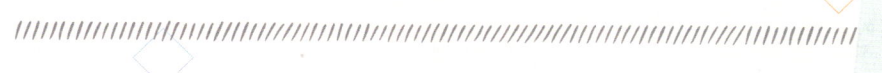 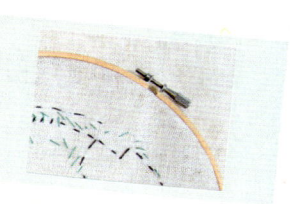

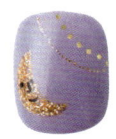  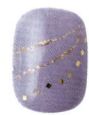 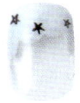 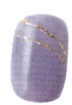

세 개는 라이트퍼플을 전체에 칠하고 사각의 골드 홀로그램과 골드 글리터로 선을 긋고 달을 그립니다. 나머지 두 개는 화이트그레이로 구름 모양 프렌치를 만들고 네이비 아크릴 물감으로 별과 달의 얼굴을 그립니다.

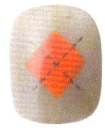 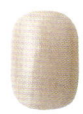 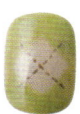 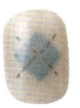

베이지를 전체에 칠합니다. 가운뎃손가락은 황록색으로 마름모 모양이 뚫리도록 칠합니다. 엄지손가락과 약손가락에 오렌지색과 하늘색으로 마름모를 그리고 그레이 아크릴 물감으로 스티치 라인을 그립니다.

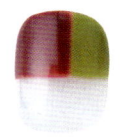 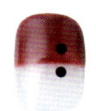 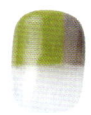 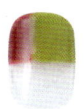 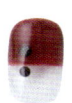

와인레드, 황록색, 그레이로 직선 프렌치를 조합합니다. 검은색 홀로그램을 올립니다.

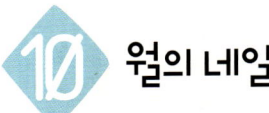

10월의 네일

OCTORBER

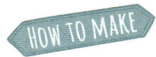

 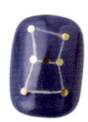 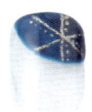 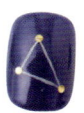 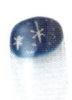

세 개는 파란색으로 비스듬한 둥근 프렌치를 만들고 나머지 두 개는 네이비를 전체에 칠합니다. 골드 홀로그램, 글리터, 흰색 아크릴 물감을 사용해 별자리와 별을 그립니다.

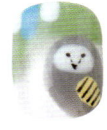

초록색으로 변형 프렌치를 만듭니다. 그 위에 흰색이나 파란색으로 둥근 프렌치를 작게 겹칩니다. 약손가락에는 골드 스터드를 올립니다. 엄지손가락의 올빼미는 몸과 얼굴은 젤로, 날개와 부리, 눈은 아크릴 물감으로 그립니다.

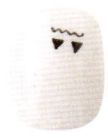  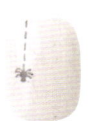 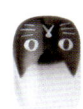

약손가락 이외의 네 개는 흰색을 전체에 칠하고 약손가락은 검은색의 고양이 모양 프렌치를 만듭니다. 검은색 아크릴 물감으로 얼굴과 거미를 그리고 흰색으로 고양이의 얼굴을 그립니다.

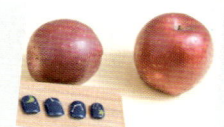

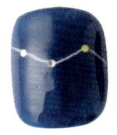 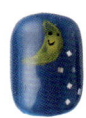 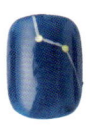 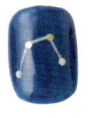 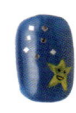

파란색을 전체에 칠하고 흰색 아크릴 물감으로 별자리, 노란색으로 별과 달을 그립니다. 원형이나 사각의 골드 홀로그램을 올립니다.

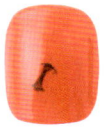 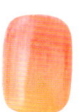 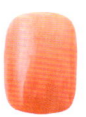 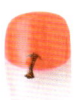 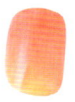

빨간색과 노란색으로 그러데이션을 만들고 사과를 그립니다. 브라운 아크릴 물감으로 꼭지를 그립니다.

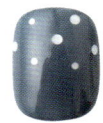 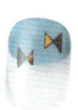 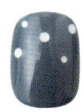 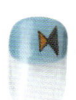

세 개는 전체에 파란색을 칠하고 위쪽 절반 부분에 흰색 홀로그램을 올립니다. 나머지 두 개는 하늘색으로 둥근 프렌치를 만들고 아크릴 물감으로 리본을 그립니다.

11 월의 네일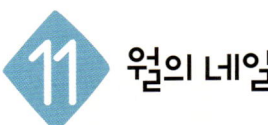

NOVEMBER

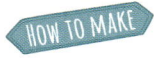

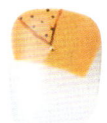 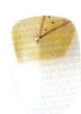 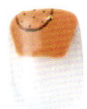 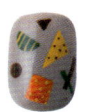 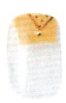

약손가락 이외의 네 개는 오렌지색과 베이지로 육각형 프렌치를 만들고 약손가락은 그레이베이지를 전체에 칠합니다. 아크릴 물감으로 모양을 그리고 골드 스터드를 올립니다.

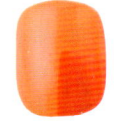   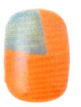

두 개는 오렌지색을 전체에 칠하고 나머지 세 개는 노란색을 전체에 칠합니다. 하늘색이나 빨간색을 사용해 프렌치를 겹치거나 그러데이션을 만드는 등 랜덤으로 디자인합니다.

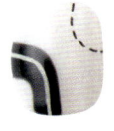 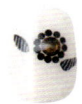  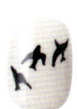 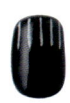

새끼손가락 이외의 네 개는 흰색을 전체에 칠하고 새끼손가락은 검은색을 전체에 칠합니다. 검은색 프렌치를 겹치고 검은색 아크릴 물감으로 꽃과 모양을 그리고 흰색으로 선을 그립니다.

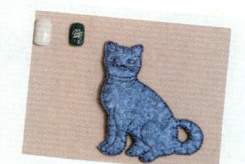

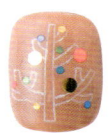 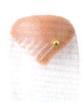 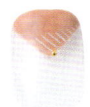 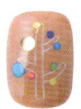

두 개는 베이지핑크를 전체에 칠하고 나머지 세 개는 삼각 프렌치를 만듭니다. 흰색 아크릴 물감으로 나무를 그리고 다양한 색의 홀로그램을 올립니다.

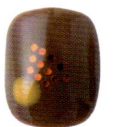 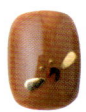 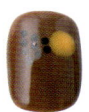 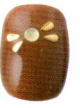 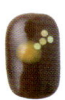

세 개는 브라운을 전체에 칠하고 나머지 두 개는 라이트브라운을 전체에 칠합니다. 노란색 아크릴 물감과 스터드, 스톤으로 잠자리를 만듭니다.

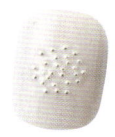 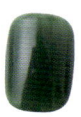 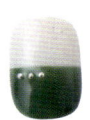  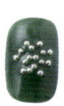

흰색과 초록색을 전체에 칠하고 가운뎃손가락만 반으로 나누어 칠합니다. 실버 스터드를 원 모양으로 올립니다.

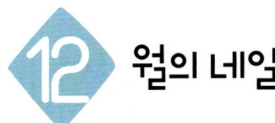 **월의 네일**

DECEMBER

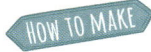

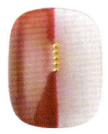 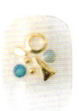 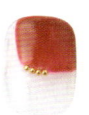 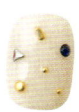 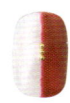

와인색과 흰색을 손톱의 반, 손톱의 끝, 전체에 칠합니다. 스터드나 라인 스톤 등의 파츠를 균형 있게 올립니다.

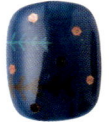 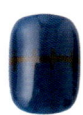 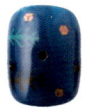 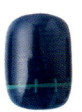 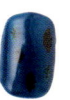

네이비를 전체에 칠합니다. 초록색과 브라운, 검은색 아크릴 물감으로 나무와 잎을 그립니다. 브라운의 육각형 홀로그램을 올립니다.

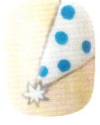 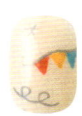 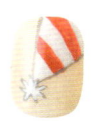 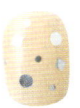

아이보리를 전체에 칠합니다. 흰색으로 엄지손가락과 가운뎃손가락에 고깔모자를 만듭니다. 아크릴 물감으로 깃발, 선, 별, 모자 등을 그리고 실버 홀로그램을 올립니다.

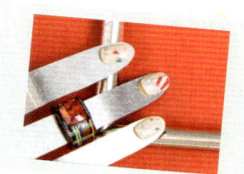

황록색, 흰색, 빨간색으로 변형 프렌치를 만듭니다. 흰색의 홀로그램을 올리고 브라운 아크릴 물감으로 스티치 선을 그립니다.

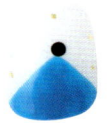

흰색을 전체에 칠합니다. 파란색, 빨간색, 오렌지색으로 삼각 모자를 만듭니다. 아크릴 물감으로 전나무를 그리고 핑크, 노란색, 하늘색으로 무늬를 그려 넣습니다. 골드와 실버 홀로그램을 올립니다.

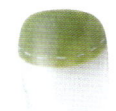

초록색과 흰색으로 둥근 프렌치를 만들고, 약손가락만 골드 글리터로 둥근 프렌치를 만들어 골드 홀로그램을 올립니다. 초록색에는 흰색 아크릴 물감으로 스티치 선을 그리고 집게손가락에는 눈사람의 얼굴을 그립니다. 골드 스터드로 리본을 만듭니다.

Culumn 5 : 간단한 손 마사지

젤 네일을 하기 전후에, 혹은 일상에서도 사용할 수 있는 마사지예요.
붓기가 빠지고 혈액순환을 좋게 하여 더욱 예쁜 손을 만들 수 있어요.

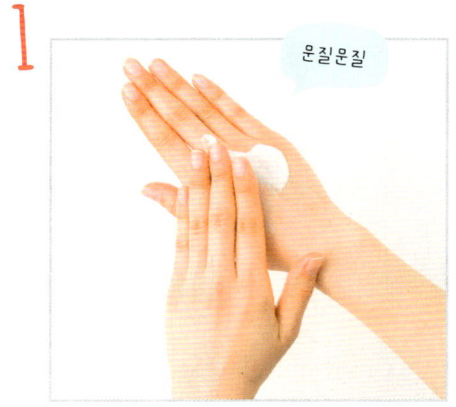

보습 크림을 동전 500원 크기로 짠 다음 잘 문질러 손에 스며들게 한다.

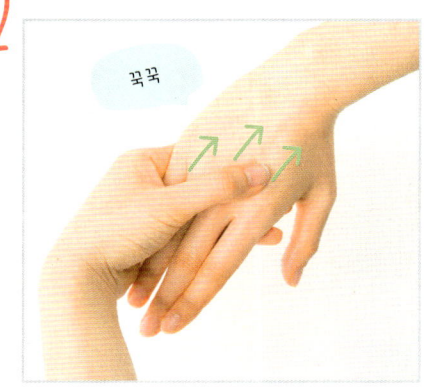

힘을 주면서 손등의 힘줄 사이를 밀어 올린다.

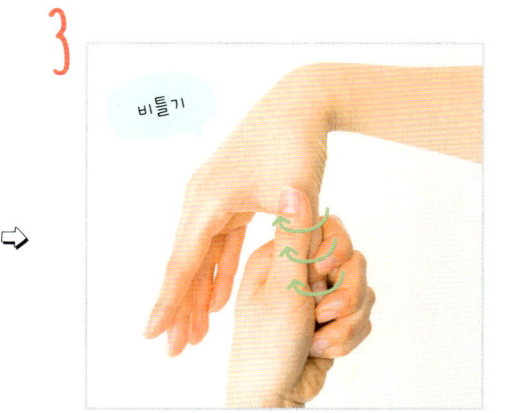

손가락 시작 부분에서 끝을 향해 각각의 손가락을 비틀며 늘인다.

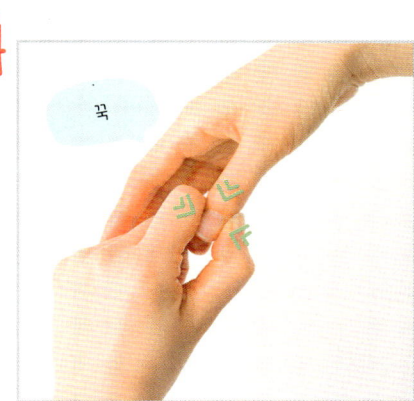

손가락 끝의 양옆 부분과 손톱뿌리를 2~3초 정도 지압한다.

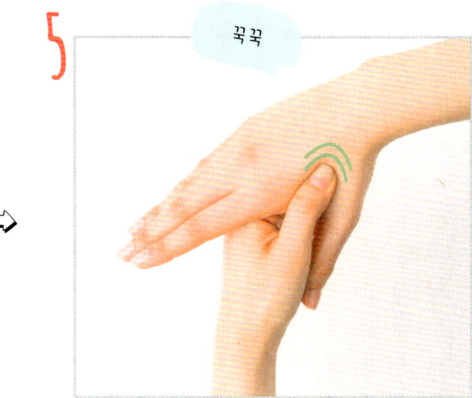

손가락 사이에 엄지손가락을 넣고 꾹 눌러 지압한다.

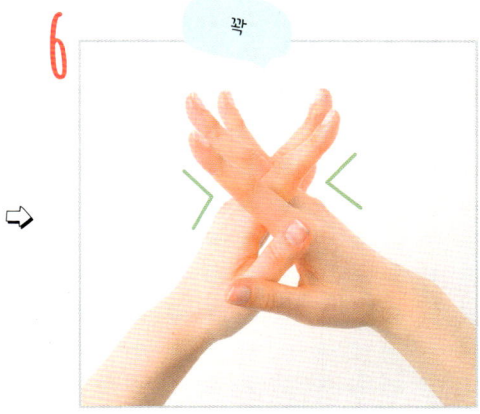

손가락을 깍지 끼고 양쪽의 손가락에 힘을 주어 지압한다.

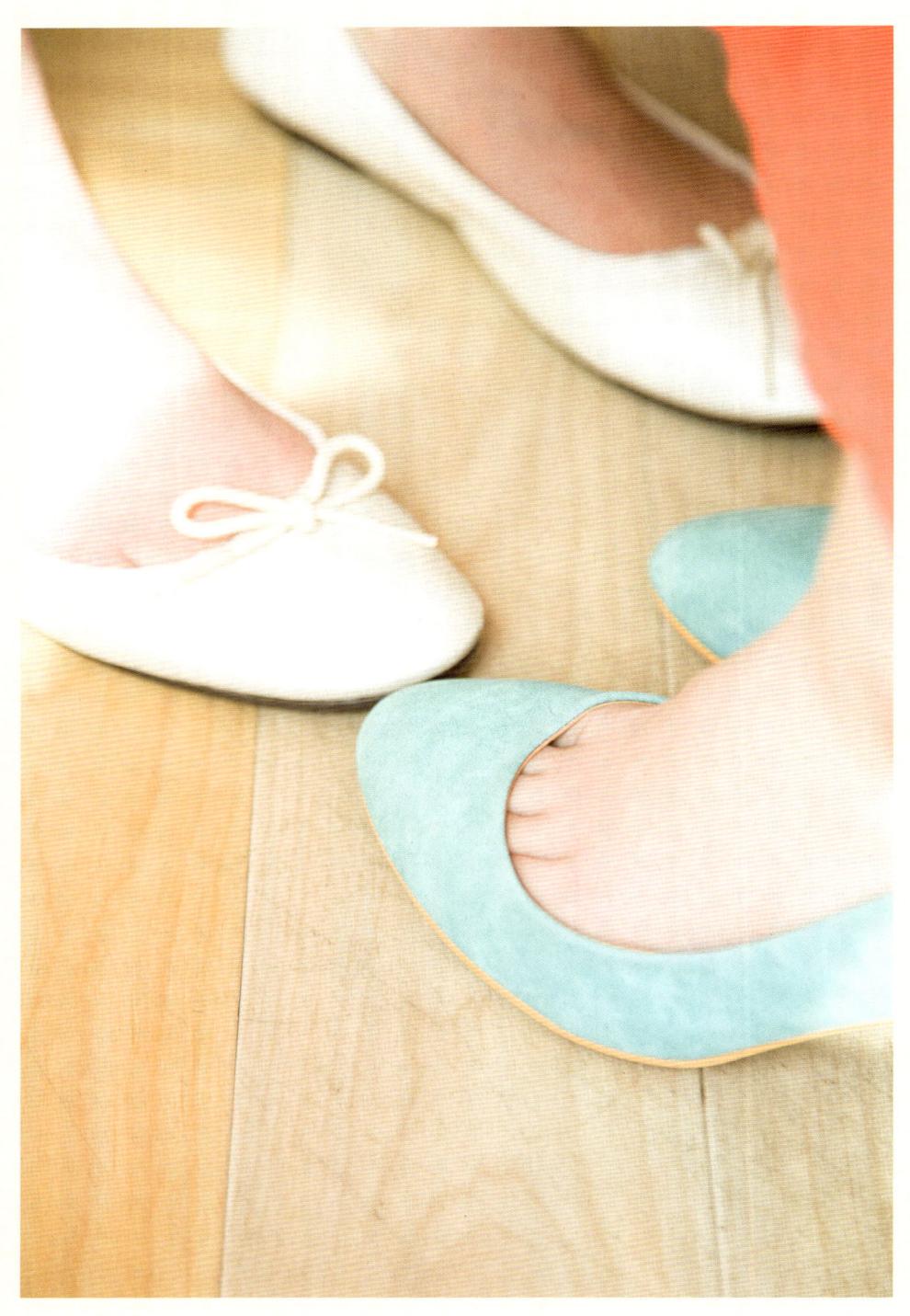

CHAPTER 4

페디큐어의 즐거움

SHORT NAIL ART

각질 케어와 프리퍼레이션
페디큐어와 마사지
페디큐어 아트 카탈로그

페디큐어의 즐거움

손가락 끝이 예뻐졌다면 역시 발도 예뻐져야겠죠.
페디큐어는 장소와 상황에 구애받지 않아요.
사무실에서는 하기 힘든 눈에 띄는 아트도,
자신에게는 조금 어울리지 않는 것 같은 화려한 색도,
발톱 가득히 일러스트를 그려도
신발을 신으면 보이지 않으니까요.
마음껏 좋아하는 아트를 그려 보세요.

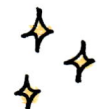

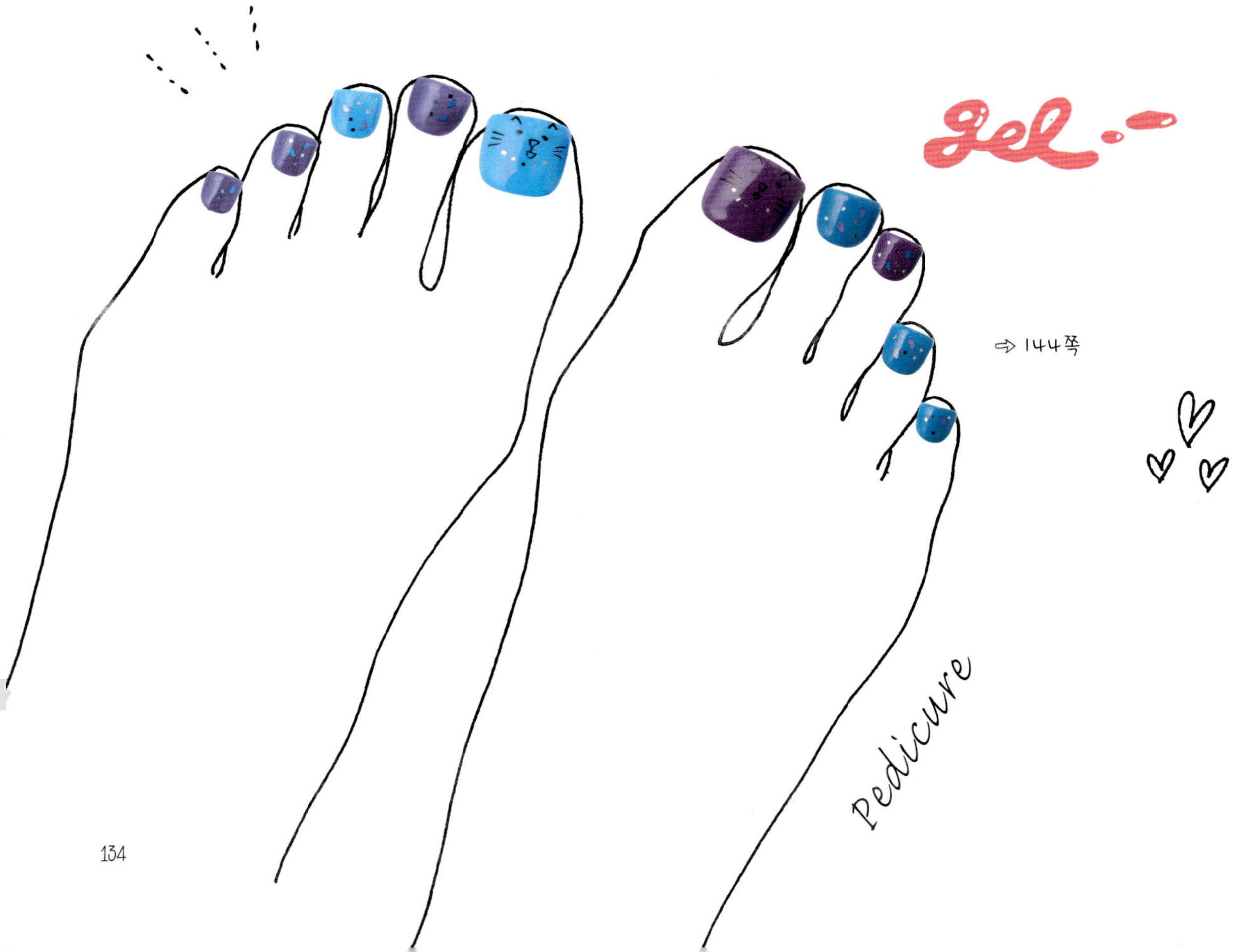

⇨ 144쪽

Pedicure

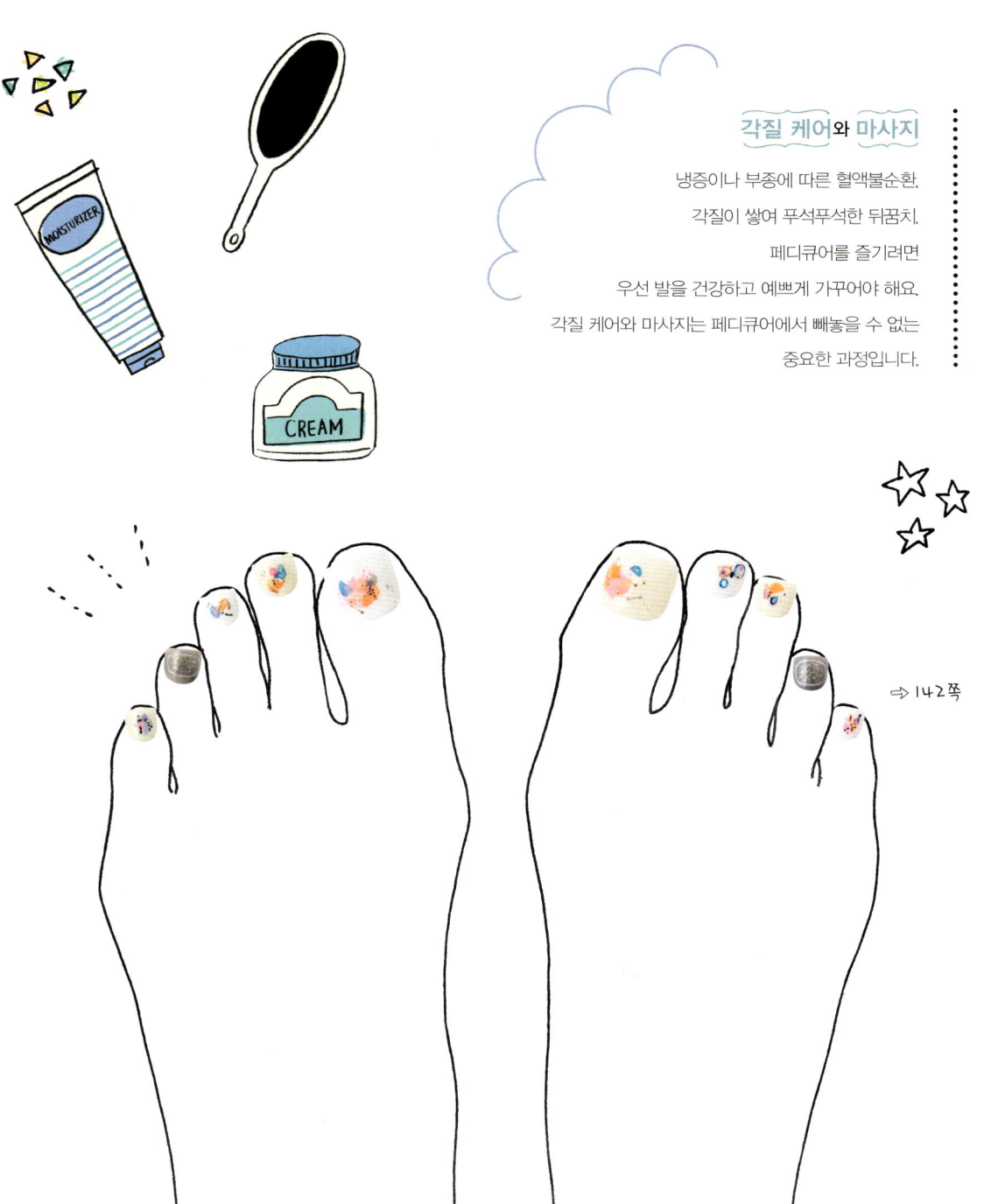

각질 케어와 마사지

냉증이나 부종에 따른 혈액불순환,
각질이 쌓여 푸석푸석한 뒤꿈치.
페디큐어를 즐기려면
우선 발을 건강하고 예쁘게 가꾸어야 해요.
각질 케어와 마사지는 페디큐어에서 빼놓을 수 없는
중요한 과정입니다.

⇨ 142쪽

HOW TO

각질 케어와 프리퍼레이션

우선 발의 상태를 정비합니다.
대야에서 각질을 불려 깨끗하게 제거합시다.

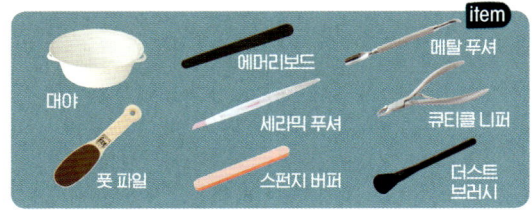

각질 케어

각질투성이인 푸석푸석한 다리로는 바로 페디큐어를 할 수 없습니다. 각질을 제거합시다.

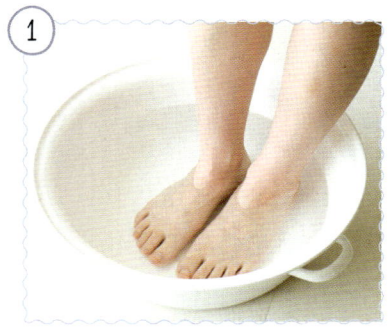

① 따뜻한 물로 각질을 불린다
대야에 따뜻한 물을 담아 양발을 발목까지 넣습니다. 각질이 불 때까지 담그고 있도록 합니다.

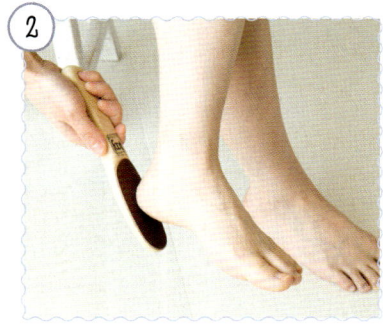

② 발꿈치를 문지른다
풋 파일의 자잘한 면으로 각질을 문지릅니다. 풋 파일은 세워서 쥐고 발꿈치 전체를 빠짐없이 문지릅니다.

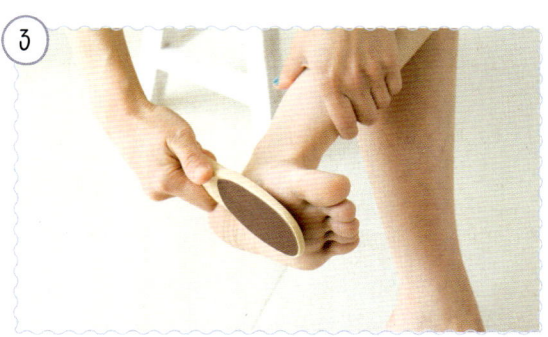

③ 발바닥에서 발가락이 이어지는 부분을 문지른다
힐을 신으면 굳은살이 생기기 쉬운 발바닥에서 발가락이 이어지는 부분도 문지릅니다. 굳은 부분을 중심으로 문지르며, 피부가 부드러운 곳은 힘을 지나치게 주지 마세요.

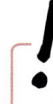 **풋 파일로 지나치게 문지르지 않도록 주의하세요!**
풋 파일의 거친 면으로 지나치게 문지르면 피부가 상처를 입을 수도 있습니다. 굳은 각질을 확인하면서 문지르세요.

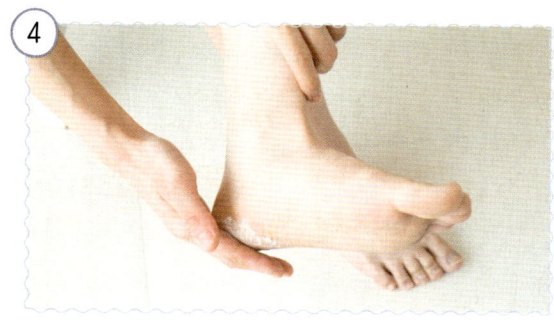

4

크림으로 보습한다

이후 젤 네일을 할 경우는 크림을 바르지 않고 프리퍼레이션을 진행합니다. 젤 네일을 하지 않는 경우는 마사지를 해 주세요(140쪽 참조).

프리퍼레이션

발의 프리퍼레이션 방법도 손과 같습니다. 앉아서 자세를 바로잡아 진행하도록 합시다.

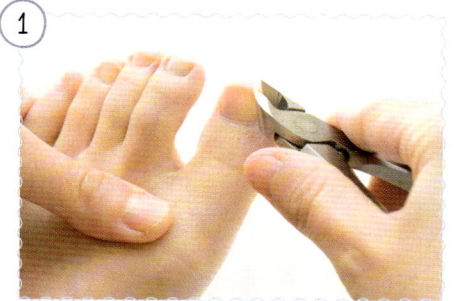

1

발톱을 깎는다

발의 경우는 발톱이 딱딱하기 때문에 손톱깎이를 사용해 어느 정도 길이를 정돈해 두는 것이 편합니다. 마지막 정돈은 에머리보드로 합니다.

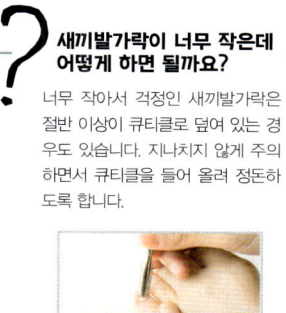

? 새끼발가락이 너무 작은데 어떻게 하면 될까요?

너무 작아서 걱정인 새끼발가락은 절반 이상이 큐티클로 덮여 있는 경우도 있습니다. 지나치지 않게 주의하면서 큐티클을 들어 올려 정돈하도록 합니다.

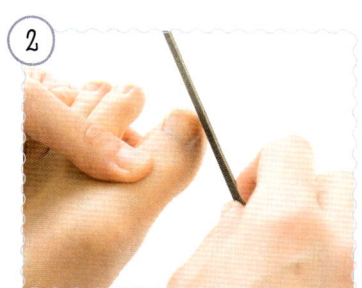

2

발톱의 모양과 길이를 정돈한다

한쪽 손으로 발가락 사이를 벌립니다. 이때 커브를 너무 심하게 주지 않도록 합니다. 내성발톱의 원인이 될 수도 있습니다.

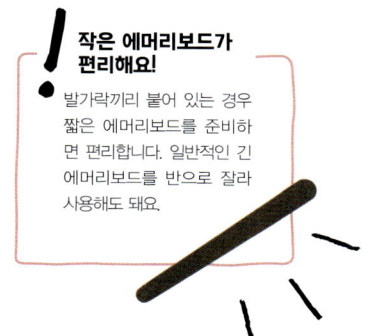

! 작은 에머리보드가 편리해요!

발가락끼리 붙어 있는 경우 짧은 에머리보드를 준비하면 편리합니다. 일반적인 긴 에머리보드를 반으로 잘라 사용해도 돼요.

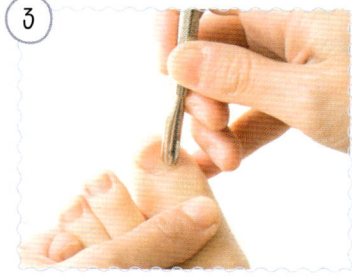

3

큐티클을 들어 올린다

발톱 끝에서 발톱뿌리를 향해 45도 각도로 밀어 올립니다.

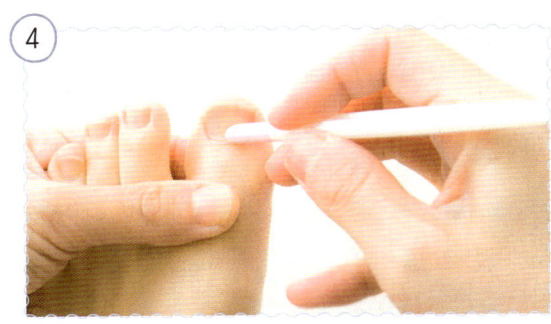

루스 큐티클을 제거한다
세라믹 푸셔를 빙글빙글 돌려가며
45도 각도로 제거합니다.

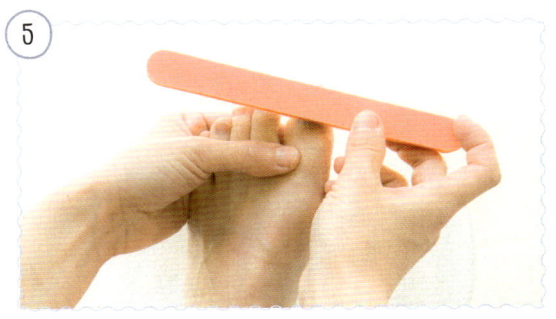

샌딩한다
한 방향으로 움직이면서 발톱 전체에 상처를 냅니다.

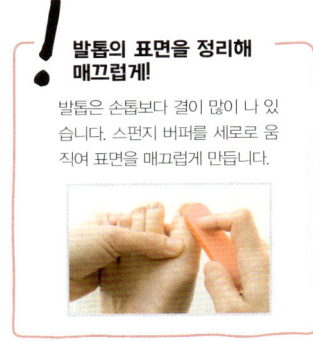

! 발톱의 표면을 정리해 매끄럽게!
발톱은 손톱보다 결이 많이 나 있습니다. 스펀지 버퍼를 세로로 움직여 표면을 매끄럽게 만듭니다.

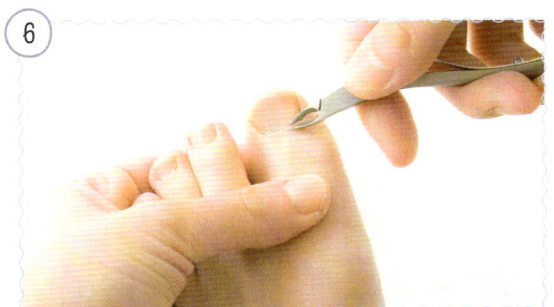

큐티클을 자른다
큐티클 니퍼를 사용해 큐티클을 자릅니다.

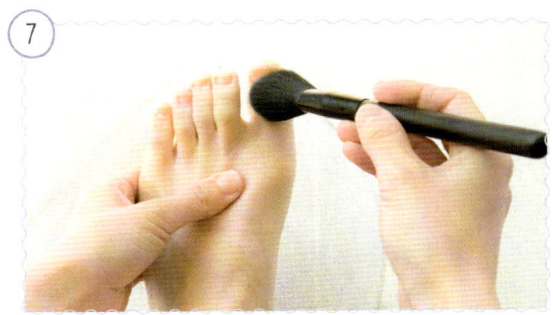

이물질을 털어 낸다
더스트 브러시로 이물질을 털어 냅니다.

페디큐어와 마사지

네일 아트를 하고 풋 마사지로 보습과 혈액 촉진을 해야 페디큐어의 진짜 완성이에요!

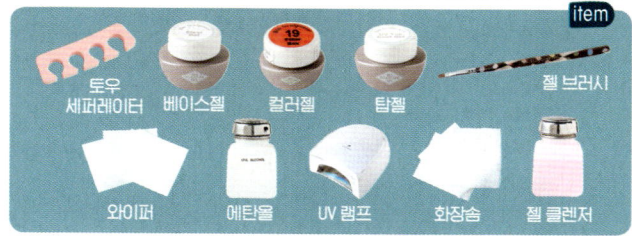

네일 아트

프리퍼레이션과 마찬가지로 발도 손과 젤 네일 아트의 과정이 같습니다. 바르기 편한 자세로 시작해 보세요.

1

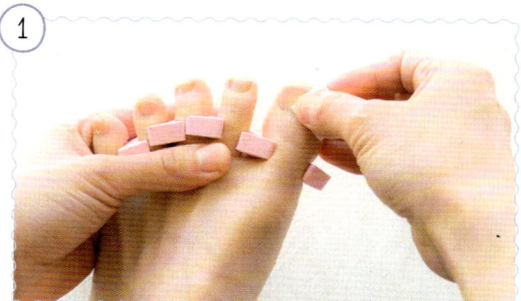

발가락과 발톱을 소독한다
우선 발가락을 벌려 토우 세퍼레이터로 고정시킵니다. 에탄올을 적신 와이퍼로 발가락, 발톱을 닦아 소독합니다.

> **! 토우 세퍼레이터가 있으면 편리해요!**
> 발가락은 서로 붙어 있기 때문에 젤을 바르기 어렵습니다. 토우 세퍼레이터로 고정시키면 바르기 편해요.

2

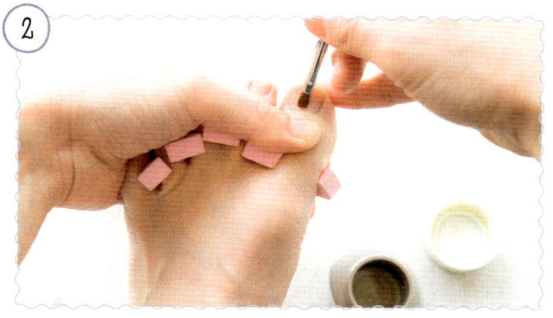

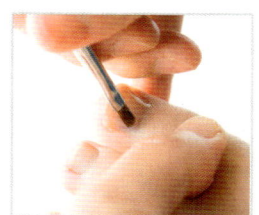

양옆도 확실히 바릅니다. 내성 발톱인 경우에는 신중하게 바르세요.

베이스젤을 바른다
손톱과 마찬가지로 젤을 바를 때는 머리카락 한 가닥 정도의 틈을 둡니다. 다 발랐다면 한 번 경화시킵니다.

컬러젤을 칠한다

컬러젤도 손톱과 마찬가지로 두 번 칠하고 경화시킵니다. 엄지발톱은 면적이 넓기 때문에 너무 두꺼워지거나 뭉치지 않도록 주의하면서 바릅니다.

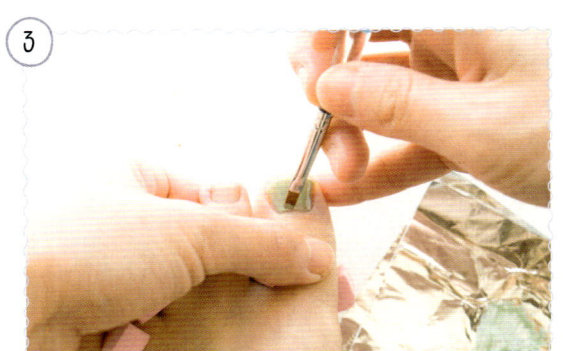

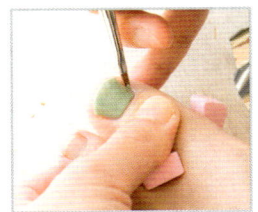

양옆도 확실히 바릅니다. 튀어 나오지 않도록 주의합니다.

탑젤을 바르고 경화시킨다

탑젤을 바르고 경화시킵니다. 발의 경우 UV(LED) 램프의 바닥을 떼어낸 다음 램프를 발에 씌우듯 올려 경화시키면 편리합니다.

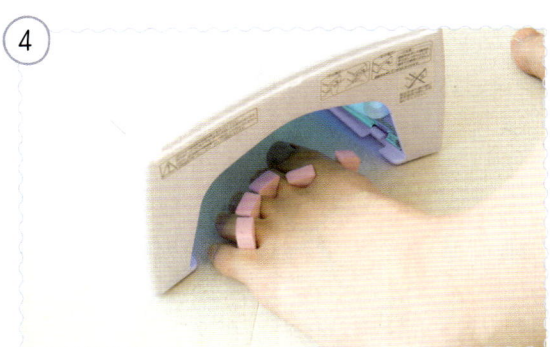

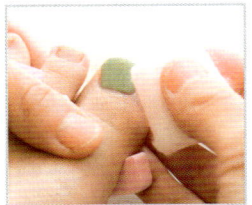

화장솜에 젤 클렌저를 묻혀 미경화젤을 닦아 냅니다. 광택이 나면 완성입니다.

마사지

발목까지 하는 간단한 마사지입니다. 정기적으로 해 주는 것이 좋습니다.

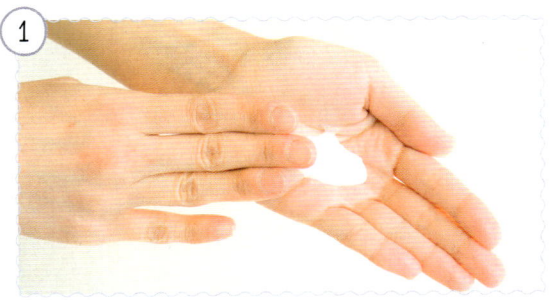

보습 크림을 덜어 낸다

보습 크림을 동전 500원 크기보다 조금 크게 덜어 양손바닥에서 따뜻하게 합니다.

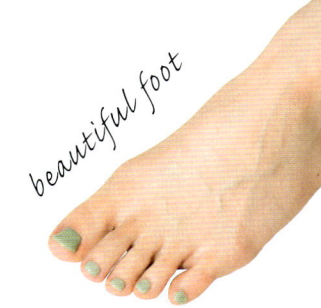

beautiful foot

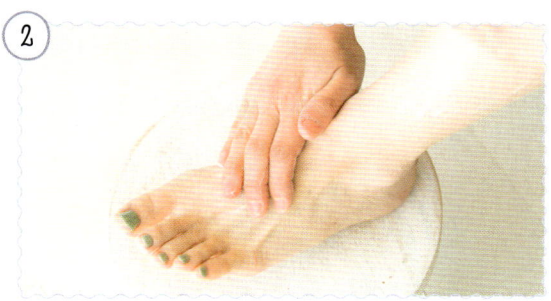

크림을 발에 문지른다
발등부터 전체에 크림을 문지릅니다. 양이 많을 때는 종아리까지 바릅니다.

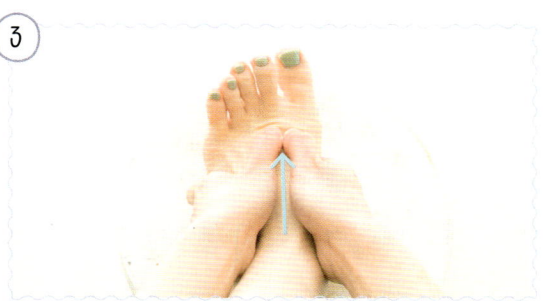

발등을 밀어 올린다
발목에서 발가락을 향해 발등의 힘줄 사이를 밀어 올립니다. 힘을 조금 강하게 줍니다.

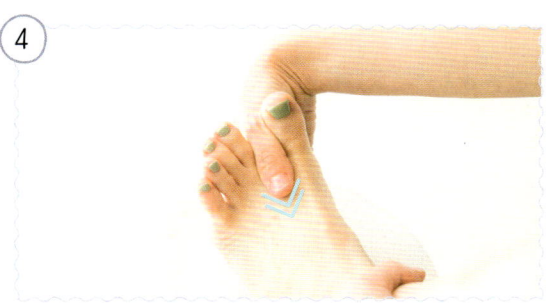

발가락 사이를 누른다
발가락 사이에 엄지손가락을 넣고 꾹 눌러 지압합니다. 혈액 순환을 좋게 하는 마사지입니다.

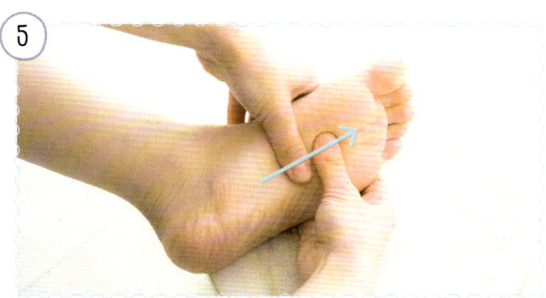

발바닥을 밀어 올린다
발바닥의 중심부 근처부터 발가락 끝을 향해 밀어 올립니다. 힘을 줘서 꾹 누릅니다.

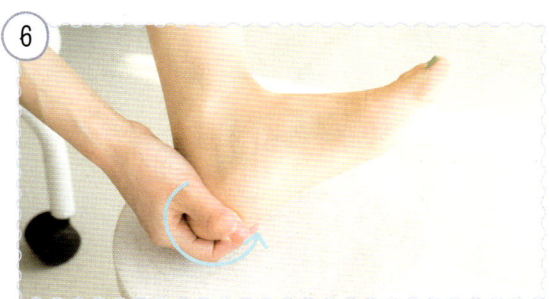

발뒤꿈치를 주무른다
손으로 감싸듯 발뒤꿈치를 주무릅니다.

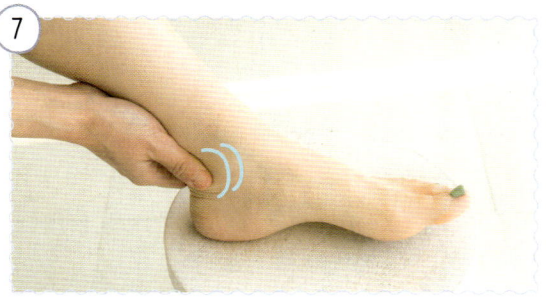

발목을 주무른다
발목의 오목한 부분을 손가락으로 지압하면서 발목을 주무릅니다.

페디큐어 아트 카탈로그

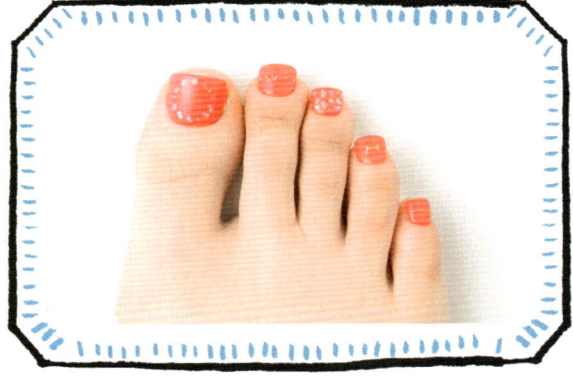

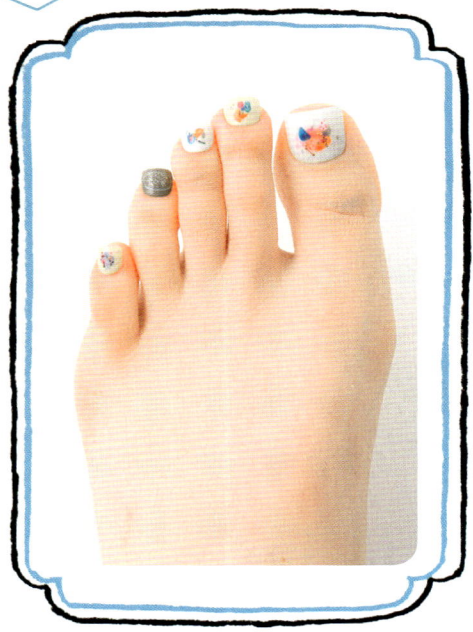

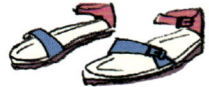

로즈핑크를 전체에 칠합니다. 엄지발가락은 자개와 스터드로 원을 만듭니다. 두 번째 발가락은 스터드, 세 번째는 자개를 올립니다. 네 번째는 삼각 스터드로 리본을 만듭니다. 새끼발가락은 골드 글리터로 선을 그립니다.

엄지발가락과 세 번째 발가락은 흰색, 두 번째와 새끼발가락은 오프화이트, 네 번째는 그레이를 전체에 칠합니다. 물로 엷게 한 아크릴 물감으로 컬러풀한 모양을 그리고 골드 스터드로 포인트를 줍니다. 네 번째 발가락은 흰색 아크릴 물감으로 원을 그리고 그 안에 실버 글리터 젤을 칠합니다.

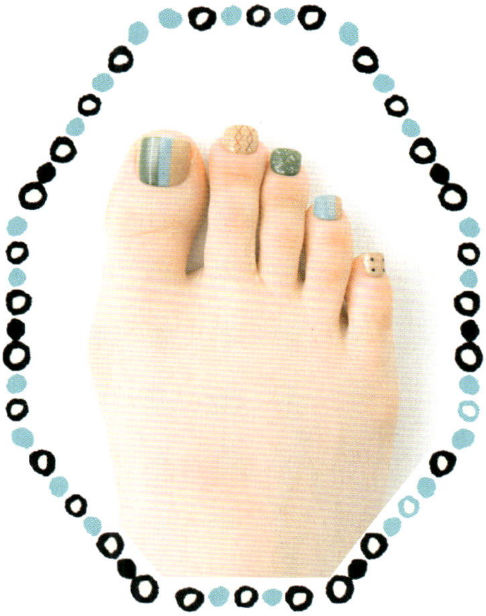

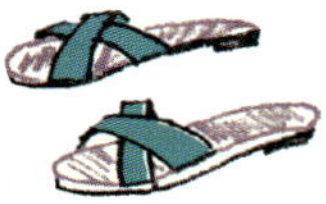

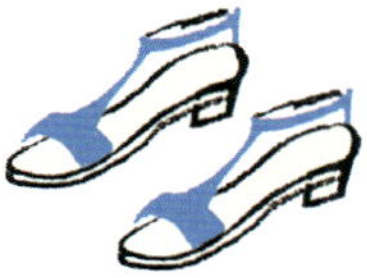

3

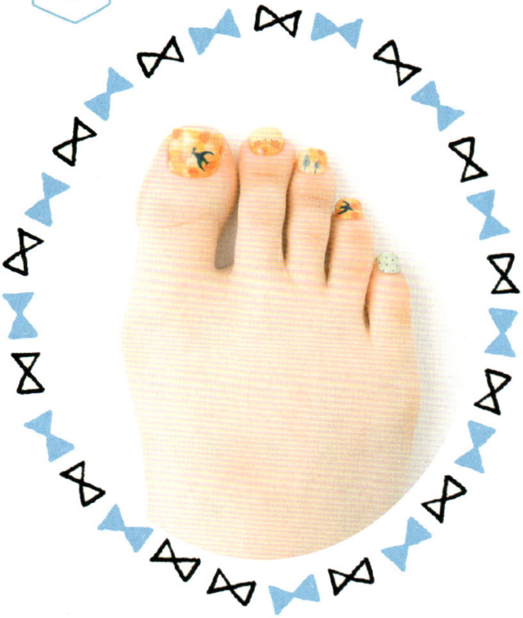

오렌지색, 노란색, 베이지로 도트 무늬를 그립니다. 두 번째, 세 번째 발가락은 먼저 발톱 전체에 베이지를 칠하고 경화시켜 둡니다. 새끼발가락은 민트를 전체에 칠합니다. 네이비와 그레이 아크릴 물감을 사용해 새와 도트, 나무를 그립니다.

4

진한 베이지, 모스그린, 어두운 하늘색을 조합하여 전체에 칠합니다. 골드 글리터 젤을 위에 칠하고 흰색과 브라운 아크릴 물감으로 모양을 그립니다. 새끼발가락에는 검은색의 홀로그램을 올립니다.

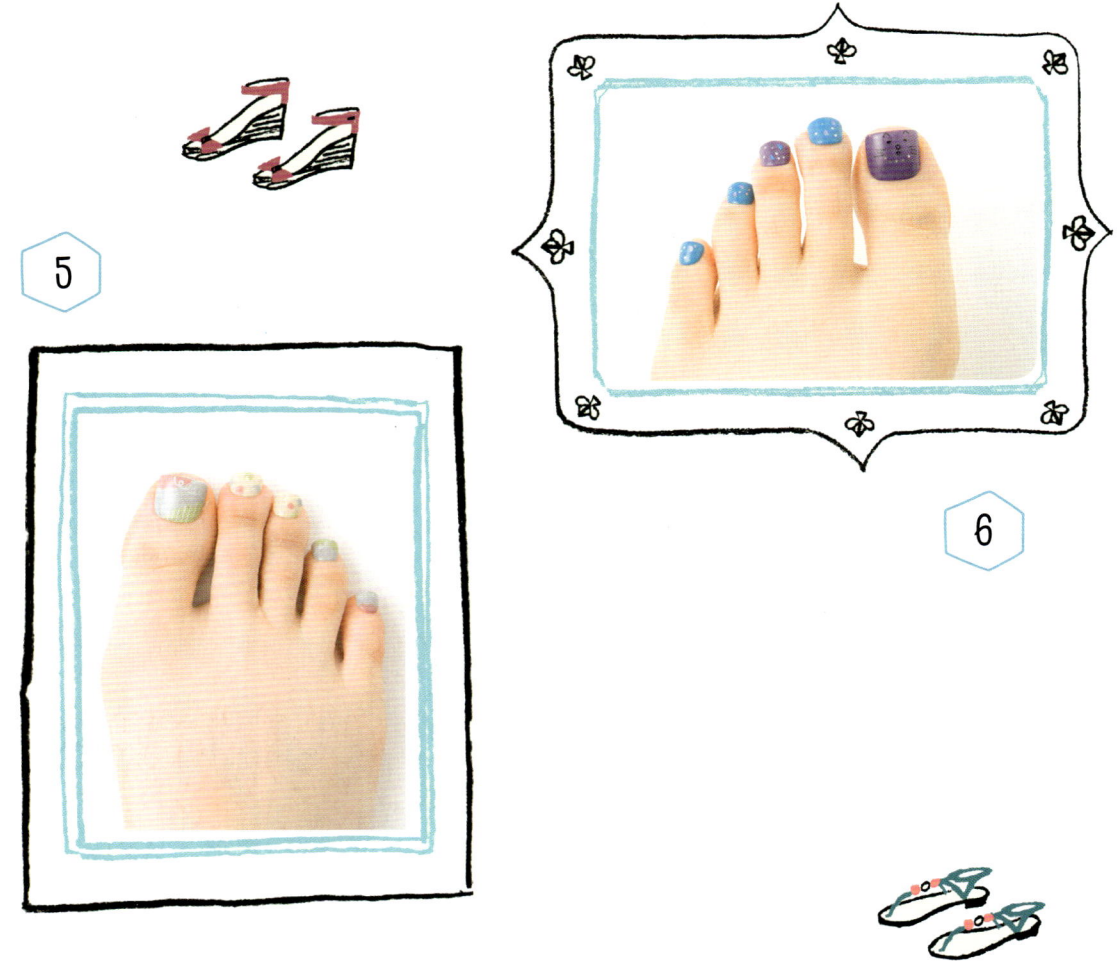

5

세 개는 라이트그레이를 전체에 칠합니다. 나머지 두 개는 베이지화이트를 전체에 칠합니다. 핑크, 초록색, 보라색 젤로 구름 모양 프렌치와 도트를 그립니다. 흰색 아크릴 물감으로 선을 그립니다.

6

두 개는 보라색을 전체에 칠합니다. 나머지 세 개는 터키블루색을 전체에 칠합니다. 엄지발가락은 검은색 아크릴 물감으로 고양이 얼굴을 그리고 사각 홀로그램으로 목걸이를 만듭니다. 반으로 자른 홀로그램을 나머지 발가락에 균형 있게 올립니다.

Culumn 6 : 추천 보습 크림

네일 케어에서 가장 중요한 것, 바로 보습입니다.

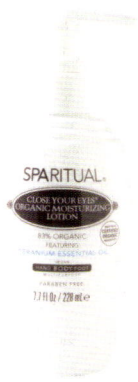

스파리츄얼의 핸드&보디로션

핸드 케어의 마사지 크림으로 인기 있는 로션입니다. 에센셜 오일이 듬뿍 들어 있어요.

스파리츄얼 클로즈유어아이즈 오가닉 모이스처라이징 로션/스파리츄얼

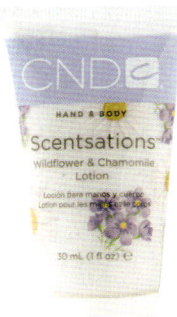

센세이션의 핸드&보디로션

피부가 부드러워지고 촉촉해져요. 향의 종류가 다양하기 때문에 기분에 따라 구분하여 사용할 수도 있어요.

센세이션 핸드&보디로션 와일드 플라워&카모마일/CND

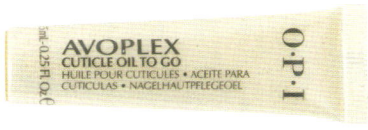

아보플렉스의 큐티클오일

젤 상태이기 때문에 흘러내리지 않고 휴대하기에도 편리합니다. 건조하다고 느껴지면 손톱뿌리에 듬뿍 발라 문질러 주세요.

아보플렉스 큐티클 오일 투 고/OPI

＊ 상품 패키지는 현재와 다를 수도 있습니다.

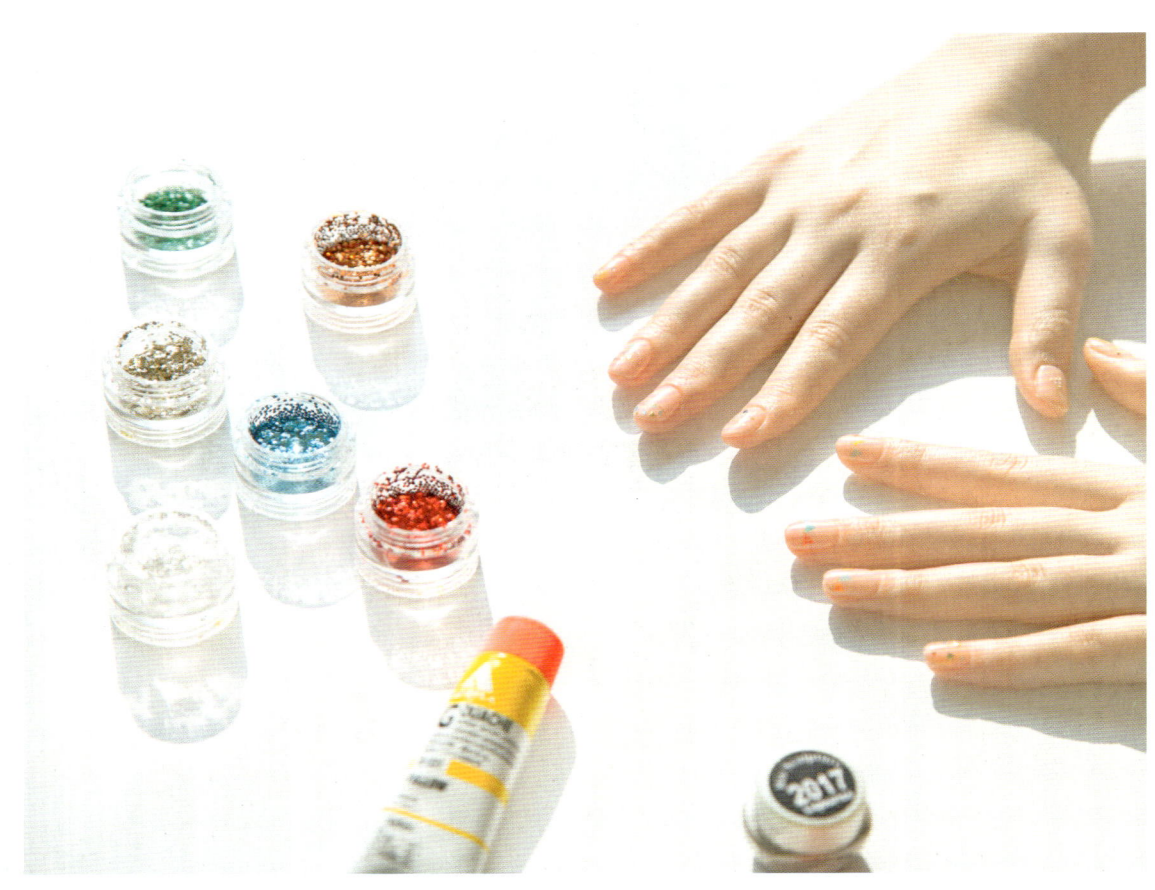

CHAPTER 5

알아 두면
좋은 젤 네일의
이모저모

SHORT NAIL ART

리페어(필 인)

손톱 트러블

Q&A

네일 도구의 사용 포인트

용어집

리페어(필 인)

필 인은 리페어(네일 아트를 보수하는 것)의 한 방법으로, 새로 자라난 손톱 부분에 젤을 칠해 보수하는 것입니다.
자라난 손톱과 기존의 젤의 경계를 깨끗하게 없애는 것이 포인트.
이 방법을 알고 있으면 젤 아트를 오래 유지할 수 있어요.

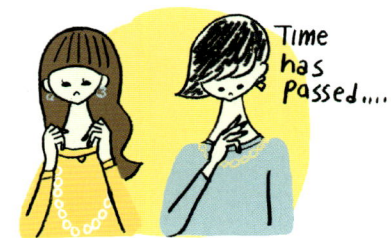

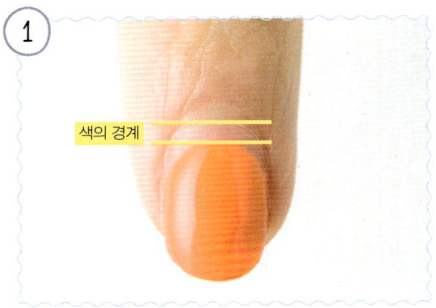

1

손톱뿌리에 색의 경계가 생긴 상태
손톱이 자라면 손톱뿌리에 색의 경계가 생깁니다. 이 틈을 메우는 것을 필 인이라고 합니다.

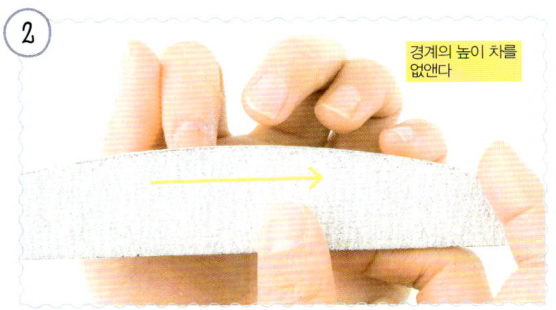

2

전체적으로 샌딩한다
젤 네일을 샌딩해서 광택을 없앱니다. 이때 손톱뿌리와 젤의 경계의 높이 차가 없어지도록 고르게 합니다. 손톱을 다치지 않도록 신중하게 합니다.

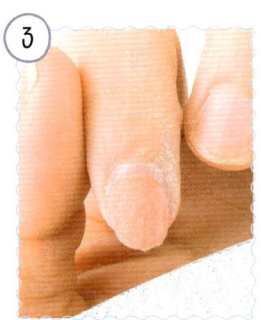

3

광택이 없어진 상태
지나치게 갈면 원래 손톱이 보이면서 다칠 우려가 있으므로 광택이 사라질 정도로만 합니다.

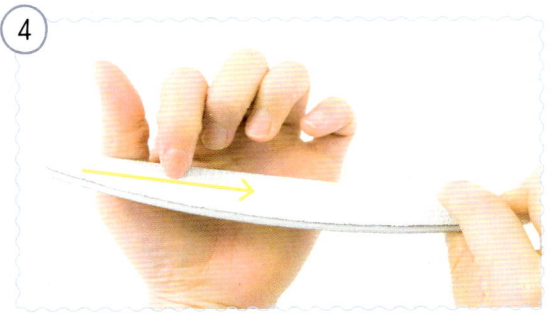

4

손톱의 길이와 모양을 정돈한다
파일로 손톱의 길이와 모양을 정돈합니다. 갈 때는 파일을 한 방향으로 움직이도록 합니다.

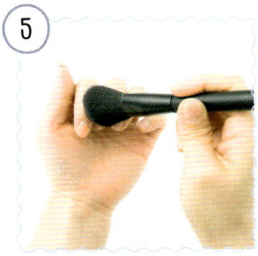

5

더스트 브러시로 이물질을 털어 낸다
더스트 브러시로 이물질을 깨끗이 털어 냅니다. 털어 내지 않으면 젤이 벗겨지는 리프팅 현상의 원인이 됩니다.

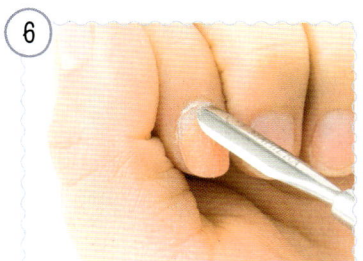
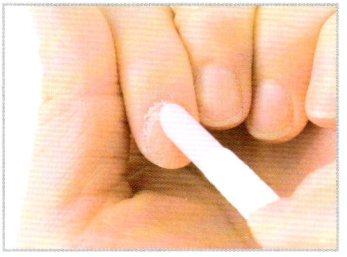
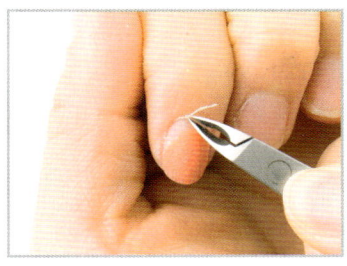

프리퍼레이션을 한다
메탈 푸셔로 남아 있는 큐티클을 부드럽게 밀어 올립니다.

세라믹 푸셔로 큐티클 주변을 부드럽게 샌딩합니다. 가벼운 상처를 내는 정도면 됩니다. 샌딩을 너무 하면 손톱이 얇아질 수 있습니다.

큐티클 니퍼로 나머지 큐티클을 조심스럽게 자릅니다. 날을 세우면 큐티클에 상처를 입히게 되므로 주의합시다.

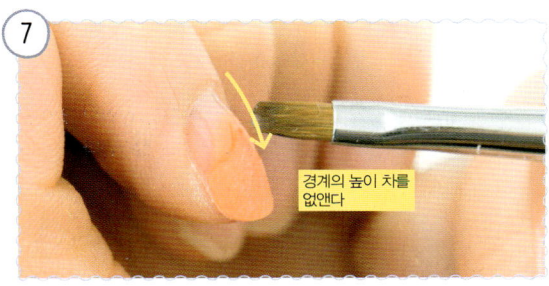
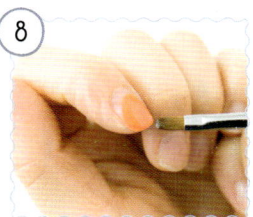
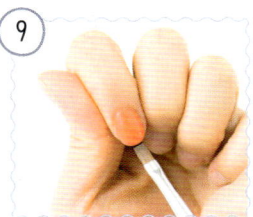

경계의 높이 차를 없앤다

베이스젤을 자라난 손톱에 바른다
손톱뿌리의 자라난 손톱 부분에 베이스젤을 바릅니다. 기존 젤과 높이 차가 생기지 않도록 손톱뿌리 부분을 조금 두껍게 칠하도록 합니다.

베이스젤을 전체에 바른다
손톱 전체에 베이스젤을 바릅니다. 프리 에지에도 확실히 바르고 경화시킵니다.

컬러젤을 바른다
컬러젤을 전체에 칠하고 경화시킵니다. 마지막으로 탑젤을 바르고 경화시킨 다음 미경화 젤을 닦아 내면 완성입니다.

완성 체크

◇ 경계가 보이지 않는다.
◇ 색이 얼룩지지 않았다.
◇ 큐티클이 깨끗하게 제거되어 있다.

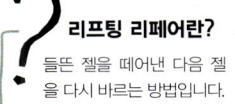
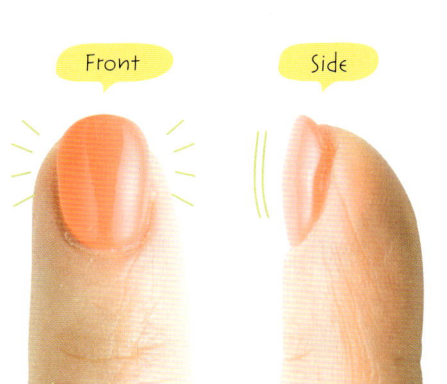

? 리프팅 리페어란?
들뜬 젤을 떼어낸 다음 젤을 다시 바르는 방법입니다.

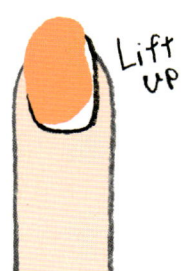

손톱 트러블

젤 네일을 하기 전 손톱의 건강 상태는 반드시 체크하도록 합니다. 상황에 따라서는 젤 네일을 쉴 필요가 있습니다. 손톱은 건강의 지표라 불리듯, 손톱을 통해 몸 상태가 나빠진 원인을 알 수도 있습니다. 필요할 때는 병원에 가는 게 좋겠죠?

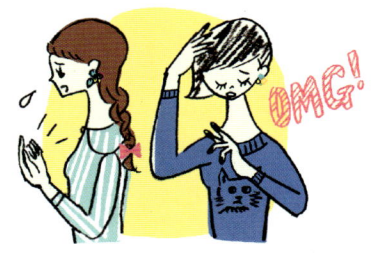

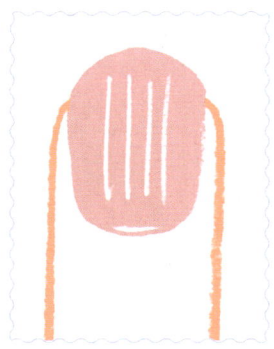

세로 결이 있다

보습에 꼼꼼하게 신경 쓰자

손톱의 표면에 나타나는 세로 결은 주로 노화와 건조가 원인입니다. 큐티클 크림이나 오일로 손톱을 제대로 보습하여 건조를 막도록 합니다.

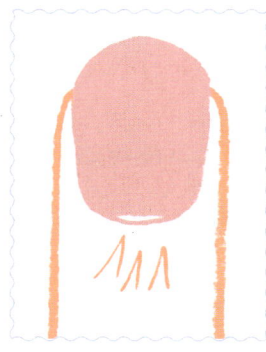

손거스러미가 심하다

보습을 꼼꼼하게 하고 일어난 손거스러미는 잘라낸다

손거스러미는 손톱 주변 피부의 건조가 원인입니다. 무리하게 잡아 뜯는 것은 절대 금지입니다. 큐티클 니퍼로 자르고 제대로 보습하여 건조를 막습니다.

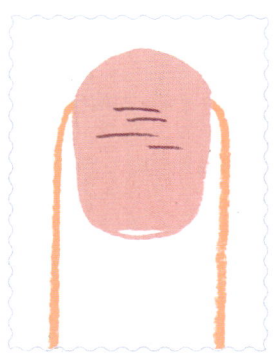

가로 결이 있다

생활 습관을 재검토하자

손톱에 가로 결이 생기는 것은 영양장애가 주요 원인입니다. 식생활을 재검토하여 제대로 영양을 섭취하도록 합니다. 또 외상이 원인인 경우도 있으므로 필요하면 병원에 가서 치료를 받도록 합니다.

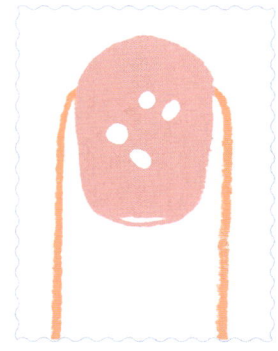

하얀 점이 있다

자연스럽게 생기는 것이므로 신경 쓰지 않아도 OK!

손톱에 나타나는 하얀 점은 손톱의 성장과 함께 없어지므로 걱정할 필요 없습니다. 만약 점이 커지거나 좀처럼 사라지지 않는 경우에는 병원에서 진단을 받는 것도 좋습니다.

이중손톱

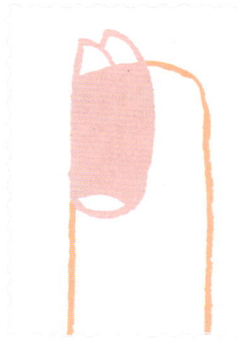

건조가 원인이므로 매일 보습을 잊지 말자

손톱은 세 겹으로 구성되어 있는데 이중손톱이 되는 것은 건조가 주요 원인입니다. 튼튼하고 건강한 손톱을 만들기 위해서 보습은 필수입니다. 또 이중손톱이 되었다면 스펀지 파일 등으로 정돈해 걸리지 않도록 합니다.

손톱이 얇다 · 부드럽다

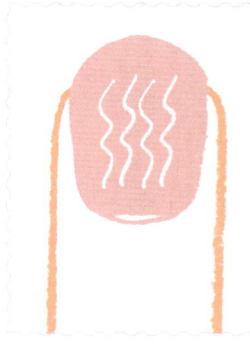

젤 네일은 잠시 쉬고 베이스 코트를 바르자

손톱이 얇아진 것은 손톱이 상했다는 증거입니다. 젤 네일을 오프할 때 손톱까지 갈았을 수도 있습니다. 젤 네일은 삼가고 한동안은 보강하는 차원에서 베이스 코트를 바르는 것이 좋습니다.

내성손톱 · 내성발톱

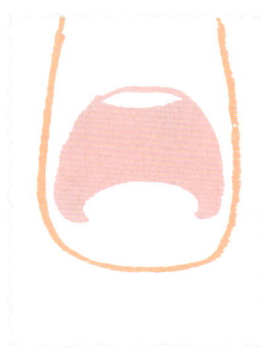

발톱에 생기기 쉬운 트러블

좁은 구두, 끝이 뾰족한 구두를 신거나 손톱을 너무 짧게 깎는 것이 내성손톱(내성발톱)의 주요 원인입니다. 심하면 병원에 가서 진찰을 받는 것이 좋습니다.

손톱이 하얗다

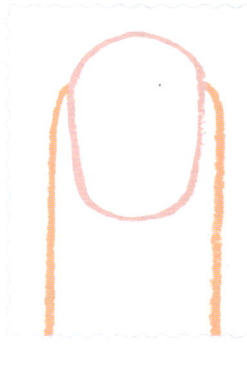

수분량이 많아 손톱이 부드럽다

손톱이 하얀 것은 수분량이 많아 손톱이 부드러워졌기 때문입니다. 특별히 예방법은 없지만 하얀 상태가 지속될 경우 병원에서 진찰을 받도록 합시다.

손톱이 녹색이다

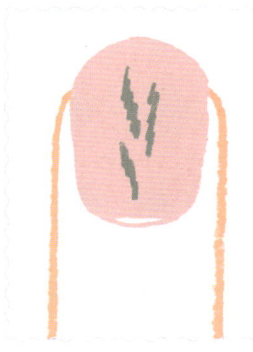

손톱 곰팡이의 증상

젤 네일이 리프팅된 틈으로 물이 들어가 곰팡이가 생길 수 있습니다. 곰팡이가 생겼다면 젤 네일은 하지 말고 건조시켜 주세요.

손톱이 벗겨진다

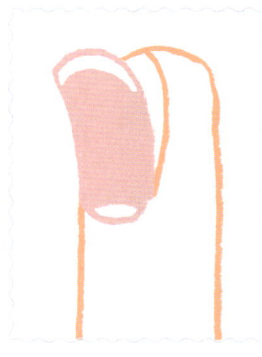

건조와 영양부족이 주요 원인

매일 꼼꼼하게 큐티클 오일로 보습을 하고 균형 잡힌 식사를 하는 것이 중요합니다. 조갑박리증도 의심되므로 개선되지 않는 경우는 반드시 병원에서 진찰을 받도록 합니다.

Q&A

셀프 네일을 하는 동안 생기는 의문점이나 어떻게 하면 좋을지 고민되는 부분들을 모아 보았습니다. 오랜 시간 동안 아름다운 젤 네일을 즐기기 위해서는 기초 지식이나 바른 시술 방법을 숙지해 두는 것이 중요해요. 셀프 네일을 하면서 궁금한 점들은 여기에서 깨끗하게 해결하도록 합시다.

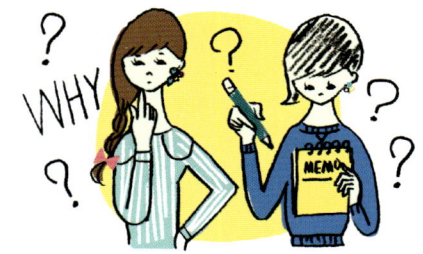

 Q 젤 네일과 매니큐어의 차이는?

 A 매니큐어는 아세톤으로 지울 수 있습니다.

젤 네일은 전용 램프로 경화시키기 때문에 따로 건조시킬 필요가 없습니다. 제거는 전용 리무버로 젤을 손톱에서 떨어지게 한 후 제거합니다. 젤의 위에 매니큐어를 발라도 괜찮아요. 매니큐어는 건조할 때까지 시간이 걸리지만 아세톤으로 간단하게 지울 수 있습니다. 매니큐어는 폴리시라고 불리기도 합니다.

 Q 젤 네일은 물에 약한가요?

 A 물을 쓰는 일이 많으면 유지가 오래 안 될 가능성이 있습니다.

젤 네일은 기본적으로 2~3주간은 깨끗한 상태로 유지되지만 물에 닿는 일이 많으면 손톱이나 피부가 건조되어 젤 네일이 뜨면서 유지가 안 될 가능성이 있습니다. 물을 자주 접하는 사람이라면 특히 보습에 신경을 쓰도록 합시다.

 Q 젤의 표면에 기포가 들어간 이유는?

 A 젤을 섞을 때 힘이 너무 들어갔기 때문이에요.

기포가 생기는 원인은 컬러젤을 섞을 때 힘이 너무 들어갔기 때문입니다. 혹은 겹쳐 발랐을 때 공기가 들어갔을 수도 있어요. 경화 전에 반드시 표면을 체크해서 기포가 있는 경우는 우드 스틱 등으로 터뜨려 없애 주세요.

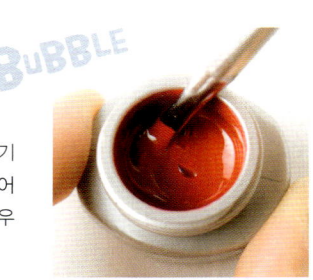

Q 아무리 해도 젤 네일이 금방 벗겨져요.

A 프리퍼레이션을 다시 점검해 보세요.

젤의 유지를 좌우하는 것은 프리퍼레이션이라고 말해도 과언이 아닐 정도로 중요한 과정입니다. 샌딩이 제대로 되지 않았거나 손톱 표면의 유분과 수분이 남아 있으면 벗겨지는 원인이 됩니다.

Q UV 램프에 피부가 타지 않나요?

A 피부가 타는 일은 없으니 안심하세요.

자외선에는 A파와 B파가 있는데, 젤 네일에 사용하는 UV 램프는 피부가 타는 성분을 포함하지 않은 B파입니다. 그러므로 피부는 타지 않아요. 그래도 걱정스럽다면 손가락 끝이 나오는 장갑을 끼는 것도 방법 중 하나겠죠.

Q 젤 네일 도중 아트에 실패했다면?

A UV 램프로 경화시키기 전까지는 수정할 수 있습니다.

램프로 경화시키기 전까지 젤 네일은 몇 번이든 다시 할 수 있습니다. 실패한 아트는 우드 스틱으로 제거하고 다시 해 보세요.

Q 필 인을 반복해도 괜찮나요?

A 계속 반복하는 것은 추천하지 않아요.

필 인을 반복하는 것은 NG는 아니지만 정기적으로 전체를 오프하는 편이 위생적입니다. 리프팅됐을 때 손톱 안에 물이나 살균이 들어가 곰팡이가 생길 가능성도 있습니다. 2개월에 한 번은 전체를 오프해서 다시 젤 네일을 하는 것이 좋습니다.

Q 젤 네일의 광택이 잘 안 나요.

A 경화 시간이 부족하거나 혹은 미경화젤을 제대로 닦지 않은 것이 원인이에요.

사용하는 메이커에 따라 젤 네일의 경화 시간은 제각각입니다. 광택이 깨끗하게 나지 않는 경우는 경화 시간을 다시 확인해 보세요. 미경화젤을 제대로 닦아 내지 않은 것도 원인의 하나입니다. 미경화젤은 확실히 닦아 냅시다. 광택이 나지 않고 네일이 뿌열 때는 탑젤을 얇게 바르고 다시 경화시킨 다음 미경화젤을 닦아 냅니다.

Q 램프에 손을 넣었을 때 뜨겁게 느껴지는 이유는?

A 손톱에 상처가 났거나 경화열이 원인입니다.

손톱이 얇아져 있거나 상처가 나 있으면 램프로 경화시킬 때 뜨겁다고 느낄 수 있습니다. 그런 경우는 참지 말고 램프에서 손을 꺼내 몇 초 시간을 두세요. 이것을 반복하면 열을 느끼지 않고 끝낼 수 있습니다. 또 젤을 너무 두껍게 바르면 젤 특유의 경화열이 발생해 열을 느낄 수 있습니다.

Q 손톱에 색이 침착되지 않나요?

A 베이스젤을 꼼꼼히 바릅시다.

베이스젤을 꼼꼼히 바르면 손톱에 색이 침착될 염려가 없습니다. 베이스젤을 바르지 않고 진한 색을 바르면 바로 색소가 침착되어 손톱 색이 변해버립니다. 베이스젤은 젤의 유지를 좋게 하는 것은 물론 색소 침착을 막는 중요한 역할을 맡고 있으므로 제대로 바르도록 합니다.

 Q 젤이 제대로 경화되지 않았어요.

 A 젤의 양이 많고 램프의 빛을 제대로 쬐지 못한 것이 원인입니다.

한 번에 바르는 젤의 양이 많으면 제대로 경화되지 않을 수 있습니다. 젤은 손톱 표면에 균일하게 얇게 바르고, 진하게 하고 싶을 때는 2~3번 겹쳐 발라 색감을 내도록 합니다. 또 빛을 제대로 받지 못한 경우도 물론 경화되지 않기 때문에 손톱에 확실히 빛이 닿도록 주의합니다. 경화 시간도 확인하세요.

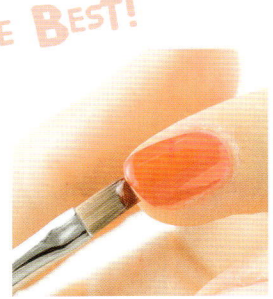

 Q UV와 LED 램프의 차이를 모르겠어요.

 A LED는 램프를 반영구적으로 교체할 필요가 없습니다.

교체가 필요한 UV 램프와 달리 LED 램프는 반영구적으로 램프를 교체할 필요가 없습니다. 파워도 안정적이고 경화 시간도 빠르지만 LED 램프를 사용할 수 없는 젤 메이커도 있기 때문에 잘 확인해야 합니다. UV 램프는 거의 모든 젤에 사용 가능하고, 가격도 비교적 적당합니다.

 Q 리프팅되어 뜬 젤은 뜯어도 되나요?

 A 절대로 뜯어선 안 돼요!

손톱은 세 겹으로 구성되어 있는데 젤을 무리하게 뜯으면 손톱도 같이 벗겨져 손톱이 얇아질 수 있습니다. 리프팅되어 벗겨질 것 같아도 반드시 전용 리무버로 오프하도록 합니다. 오프한 후에는 베이스코트를 바르고 꼼꼼하게 보습하도록 신경 씁시다.

네일 도구의 사용 포인트

셀프 네일을 위해 갖춘 아이템은 소중히 다루어야 합니다. 액체나 칼날이 있는 것, 작은 파츠 등은 관리를 소홀히 하면 트러블로도 이어집니다. 아주 작은 포인트에도 신경을 쓰면서 위생을 유지하면 셀프 네일을 보다 안전하게 즐길 수 있습니다.

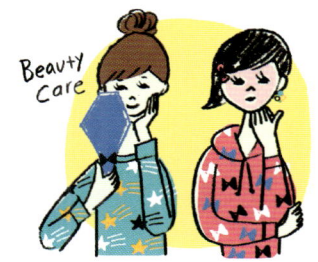

셀프 네일 도구는 항상 청결을 유지할 것!

잡균이 번식하면 손톱의 건강을 해하는 곰팡이나 다른 병의 원인이 됩니다. 정기적으로 에탄올을 적신 화장솜 등으로 도구를 닦아 둡시다.

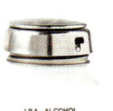

UV 램프는 와트 수가 중요합니다

UV 램프는 제품에 따라 와트 수가 다르며, 와트 수에 따라 경화 시간도 다릅니다. 램프를 잘못 교체하면 경화되지 않을 수 있으므로 구입하기 전에 체크해 둡시다. UV 램프는 보통 18와트~36와트가 일반적입니다. 작은 크기의 램프 중에는 9와트도 있습니다.

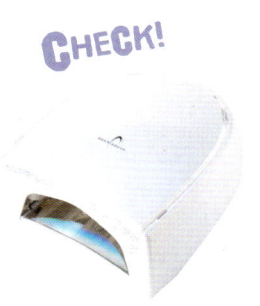

젤의 보관 장소를 체크합시다

오랜만에 젤을 바르려고 보았더니 굳어 있거나 변색되어 있다면 보관 장소를 확인합시다. 젤은 햇볕이 닿는 장소를 피하고 서늘하고 어두운 곳에 보관하는 것이 가장 좋습니다.

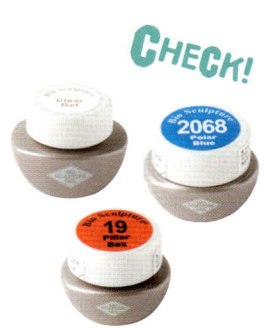

젤의 뚜껑은 꽉 닫으세요

젤은 그 이름대로 매우 점도가 있고 끈끈한 것입니다. 제대로 뚜껑을 닫지 않으면 틈으로 새어 점점 끈적끈적해집니다. 사용한 후에는 뚜껑의 가장자리를 에탄올로 닦도록 합니다.

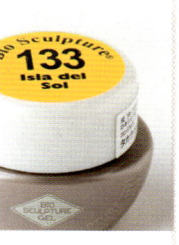

사용한 브러시는 닦아서 캡을 씌우세요

사용한 브러시는 키친타월로 깨끗하게 젤을 닦아 내고 제대로 캡을 씌워 보관합니다. 캡을 씌우지 않고 젤이 묻은 채로 보관하면 건조되면서 굳어버립니다. 그러면 브러시는 더 이상 사용할 수 없습니다.

피부에 직접 닿는 도구는 청결하게 보관합시다

큐티클 니퍼나 메탈 푸셔는 사용 후에 에탄올 등으로 확실히 소독을 해서 청결하게 보관합니다.

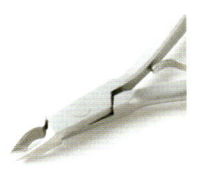

남은 오리지널 젤은 보관하세요

오리지널 젤을 너무 많이 만들었다면 한 달 정도는 보관할 수 있습니다. 햇빛이 닿지 않는 서늘하고 어두운 곳에 보관하거나 뚜껑이 달린 케이스에 넣어 보관하도록 합니다.

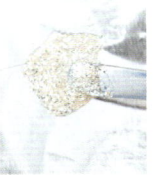

아트 파츠는 케이스에 넣어 두면 편리해요

라인 스톤이나 홀로그램 등 작은 아트 파츠는 각각 케이스에 넣어 두면 사용할 때도 보관할 때도 매우 편리하답니다. 타워식으로 쌓을 수 있는 케이스는 장소도 차지하지 않으므로 추천합니다.

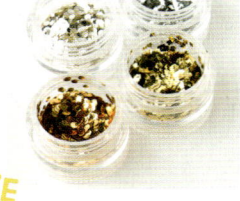

IN A CASE

거칠기가 약해진 파일은 교체의 신호입니다

에머리보드나 버퍼는 장기간 사용할 수 있지만 교체 시기를 좀처럼 알 수가 없죠. 거칠기가 약해져 갈기 어려워졌을 때가 바로 교체할 시기입니다. 거칠기가 없는 채로 사용하면 잘 갈리지 않는 것은 물론 힘이 더욱 가해져 손톱을 상하게 할 우려도 있습니다.

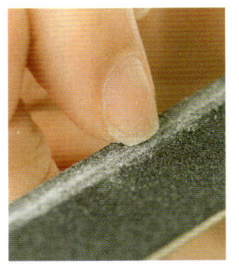

SIGNAL

젤 리무버의 보관 방법에 신경을 씁시다

젤 리무버의 성분은 대부분 아세톤입니다. 아세톤은 휘발성이기 때문에 밀폐해서 보관하지 않으면 증발해 버립니다. 캡을 확실히 씌워 닫는 유리 제품이나 철제 용기로 보관합시다.

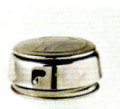

용어집

이 책에 나온 용어를 중심으로 소개합니다. 잘 모르는 용어가 나왔을 때는 이 페이지를 체크해 보세요. 젤 네일에는 전문 용어가 많습니다. 매니큐어 아트와 공통되는 용어이므로 알아 두면 좋답니다.

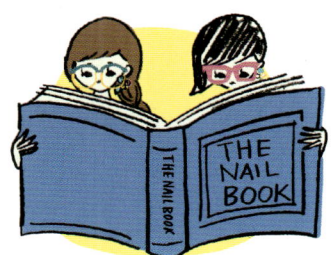

U

UV 램프
자외선을 사용해 젤을 굳히기 위한 램프입니다. 최근에는 LED 램프도 있습니다.

ㄱ

가경화
젤 네일을 바를 때 도중에 경화시키는 것을 말합니다. 가경화를 하면 젤이 피부에 흐를 염려가 없습니다.

거스러미
프리퍼레이션을 할 때 손톱의 경계와 붙어 있는 피부에서 튀어나온 불필요한 각질을 말합니다.

경화
젤 네일에 램프를 씌워 굳히는 것입니다. 젤의 종류, 와트 수나 램프의 종류에 따라 경화 시간은 다릅니다.

그러데이션
한쪽을 짙게 하고 다른 쪽으로 갈수록 차츰 엷게 하는 아트입니다.

그릿(Grit)
파일의 거칠기 정도를 나타내는 단위. 숫자가 작아질수록 거칠어집니다. 손톱에는 180~240그릿의 파일을 사용하는 것이 일반적입니다.

기포(버블)
젤을 강하게 섞으면 생기는 것입니다. 기포가 생기지 않도록 휘저어 섞습니다.

ㄴ

내추럴 네일
아무것도 하지 않은 자연의 손톱을 말합니다.

네일 매트릭스
손톱뿌리에 있는 부분으로, 손톱의 육성과 성장을 담당하며 신경이나 혈관이 지나가는 손톱 중에서 가장 중요한 부분입니다.

네일 베드
네일 플레이트와 밀착된 피부입니다. 분홍색으로 보이는 부분을 가리킵니다. 서로 붙어 있지만 완전히 접착되어 있는 상태는 아닙니다.

네일 케어
손톱의 길이나 모양 정리, 큐티클 정리 등 손톱과 손가락 끝을 손질하는 것을 말합니다.

ㄷ

더스트
손톱을 갈았을 때 생기는 불필요한 각질.

더스트 브러시
더스트를 털어 내는 브러시입니다.

드라이케어
따뜻한 물로 큐티클을 불리지 않고 큐티클을 정리하는 것을 드라이케어라고 합니다. 젤은 물과의 궁합이 나쁘기 때문에 이 케어 방법을 사용합니다.

ㄹ

라운드
손톱의 모양을 말합니다. 손톱 끝은 약간 평평하며, 자연스러운 모양이 특징입니다.

루눌라
손톱뿌리의 반달 모양으로 보이는 우유색 부분을 말합니다. 손톱에서 수분량이 가장 많은 부분입니다.

루스 큐티클(루스 스킨)
큐티클 아래에 생기는 얇은 껍질을 말합니다. 이것을 없애지 않으면 리프팅의 원인이 되는 경우도 있습니다.

리프트
젤 네일이 시간이 경과함에 따라 손톱에서 뜨거나 벗겨지는 것을 말합니다.

ㅁ

메탈 푸셔
큐티클이나 루스 큐티클을 밀어 올리는 금속제의 도구입니다. 익숙하지 않은 경우는 우드 스틱에 화장솜을 얇게 감아 사용해도 괜찮습니다.

미경화젤
젤 네일을 경화시켰을 때 다 굳지 않은 젤을 말합니다. 미경화젤이 생기지 않는 젤도 있습니다.

ㅂ

베이스젤
가장 처음에 사용하는 베이스가 되는 클리어젤입니다. 손톱과의 밀착도를 높여줍니다.

버핑
스펀지 버퍼나 샤이너를 사용해 손톱의 표면을 닦는 것을 말합니다. 한 달에 한 번 정도를 기준으로 합니다.

ㅅ

샌딩
아크릴 네일이나 젤 네일 등을 접착하기 전에 밀착을 좋게 하기 위해 손톱의 표면에 상처를 내는 것을 말합니다.

샤이너
손톱을 문지르면 손톱 표면의 세로 줄이 없어지고 반들반들해지는 파일입니다. 광택은 1~2개월 정도 지속됩니다.

셀프 레벨링
젤 특유의 성질로, 젤을 바른 후 몇 초 지나면 젤이 퍼지면서 자연스럽게 표면이 매끄러워지는 것을 말합니다.

소크 오프 젤
전용 용제로 제거할 수 있는 젤을 말합니다. 초보자도 간단하게 사용할 수 있습니다. 용제로 제거할 수 없는 것은 하드 젤입니다.

수분·유분 제거
알코올이나 프리프라이머 등으로 손톱의 유분과 수분을 제거하는 과정입니다. 젤 네일을 바를 때 필수 과정입니다.

스트레스 포인트
옐로 라인이 접하는 양쪽 사이드 부분을 가리킵니다. 갈라지기 쉬운 부분입니다.

스패출러
젤을 섞을 때나 젤을 뜰 때 사용하는 스틱 모양의 도구. 스패출러 대신 우드 스틱이나 이쑤시개를 사용할 수도 있습니다.

ㅇ

아세톤
젤 네일이나 인공 손톱을 오프할 때 사용하는 용제로 젤 리무버라고도 부릅니다. 손톱과 피부가 건조하기 쉽기 때문에 사용 후에는 보습이 필요합니다.

아크릴 물감
네일 아트에 사용하는 아크릴 수지로 만들어진 물감입니다. 세필 브러시를 사용해 작은 모양을 그릴 때 적합합니다.

아트 파츠
젤 네일 아트에 사용하는 장식 도구. 홀로그램, 스터드, 자개 등 소재나 모양, 색이 다양합니다.

에머리보드
손톱을 가는 파일의 한 종류로 손톱의 길이나 모양을 정돈하는 데 사용합니다. 거칠기의 굵기는 180~240 그릿 정도.

옐로 라인
손톱의 프리 에지와 네일 베드의 경계 부분을 말합니다. 옐로 라인보다 손톱을 짧게 깎을 수는 없습니다.

와이퍼
에탄올을 적셔 손톱의 수분과 유분을 제거할 때 사용합니다. 대부분 보풀이 일지 않는 소재입니다.

ㅈ

젤 클렌저(젤 클리너)
탑젤을 경화시킨 후 미경화젤을 닦아 내기 위한 액체.

ㅋ

컬러젤
색이 있는 젤을 말합니다. 글리터가 들어 있거나 펄이 있는 것 등 다양한 종류가 있습니다.

큐티클
피부와 손톱의 경계에 있는 얇은 피부입니다. 새로 생겨나는 손톱을 지키는 역할을 하고 있지만 쓸데없는 큐티클은 정리가 필요합니다.

큐티클 니퍼
네일 케어 시에 큐티클을 밀어 올린 다음 루스 큐티클이나 손거스러미를 자르는 네일 케어 전용 니퍼입니다.

큐티클 오일
손톱과 손톱 주위에 발라 건조를 막는 네일 전용 오일. 건강한 손톱을 만들기 위한 영양분이 함유되어 있습니다.

클리어젤
베이스젤을 클리어젤이라고 말하는 경우가 있습니다.

탑젤
컬러젤 다음에 바르는 투명한 젤. 바르면 광택이 나지만 최근에는 매트한 종류도 있습니다.

ㅍ

파일링
파일로 손톱이나 인조 손톱을 갈고 길이와 모양을 정돈하는 것을 말합니다. 자연 손톱에는 에머리보드를 사용합니다.

푸시 업
손톱 주변의 큐티클을 밀어 올리는 것.

프리 에지
손톱 끝에 자라난 하얀색 부분을 말합니다.

프리퍼레이션
젤 네일을 하기 전에 밀착을 좋게 하기 위해 진행하는 사전 준비를 말합니다. 젤의 유지를 좌우하는 중요한 과정입니다.

프리프라이머
손톱 전체의 유분과 수분을 제거하거나 PH 밸런스를 조절하는 용액입니다. 손톱과 젤의 밀착을 좋게 합니다. 에탄올로도 대신 사용 가능합니다.

플랫 아트
페인트 아트나 실 아트 등 평면적인 아트의 총칭입니다.

하드 젤
강도가 있고 네일 연장이 가능한 젤입니다. 파일로 갈아서 오프하는 것이 많지만 메이커에 따라서는 전용 용제로 오프해야 하는 것도 있습니다.

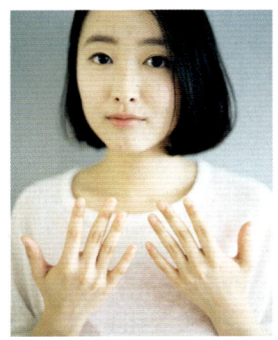
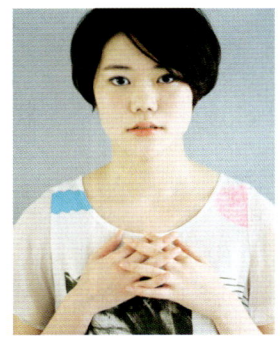